SEQUENTIAL LEARNING APPROACH AND
COLLABORATIVE NURSING IN LINEAR ARRAY
ULTRASOUND ENDOSCOPY

线阵超声内镜
学习路径与护理配合

主审 贾欣永
主编 董海燕 卢艳 张燕 庞秋萍 张钰坪

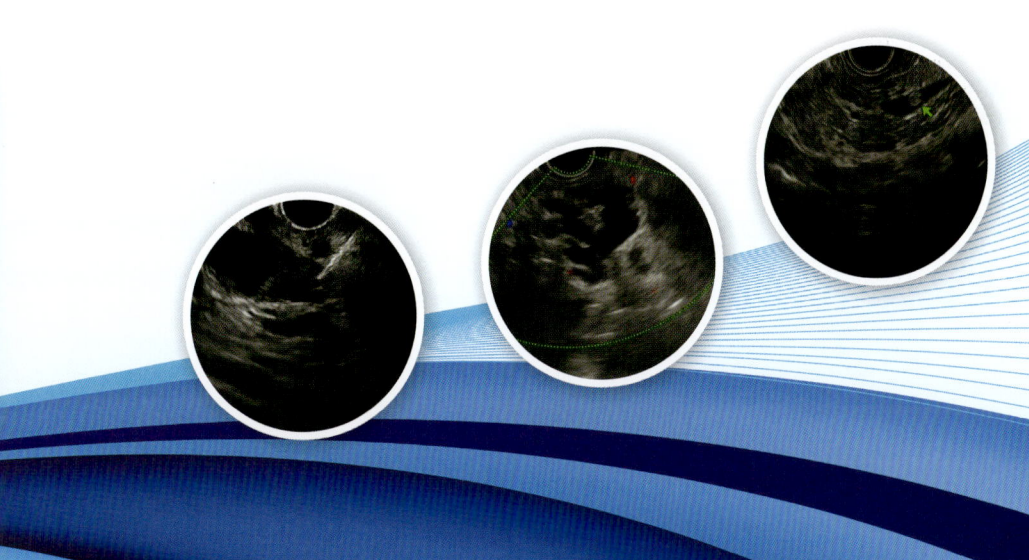

山东科学技术出版社
·济南·

图书在版编目（CIP）数据

线阵超声内镜学习路径与护理配合 / 董海燕等主编 . -- 济南：山东科学技术出版社，2023.9
ISBN 978-7-5723-1825-2

Ⅰ.①线… Ⅱ.①董… Ⅲ.①内窥镜检—超声波诊断 Ⅳ.① R445.1

中国国家版本馆 CIP 数据核字 (2023) 第 184300 号

线阵超声内镜学习路径与护理配合
XIANZHEN CHAOSHENG NEIJING XUEXI LUJING YU HULI PEIHE

责任编辑：崔丽君
装帧设计：侯　宇

主管单位：山东出版传媒股份有限公司
出 版 者：山东科学技术出版社
　　　　　地址：济南市市中区舜耕路 517 号
　　　　　邮编：250003　电话：（0531）82098088
　　　　　网址：www.lkj.com.cn
　　　　　电子邮件：sdkj@sdcbcm.com
发 行 者：山东科学技术出版社
　　　　　地址：济南市市中区舜耕路 517 号
　　　　　邮编：250003　电话：（0531）82098067
印 刷 者：济南新先锋彩印有限公司
　　　　　地址：济南市工业北路 188-6 号
　　　　　邮编：250101　电话：（0531）88615699

规格：16 开（184 mm×260 mm）
印张：5.5　字数：120 千
版次：2023 年 9 月第 1 版　印次：2023 年 9 月第 1 次印刷
定价：86.00 元

CONTRIBUTORS 作 者

主　审　贾欣永

主　编　董海燕　卢　艳　张　燕　庞秋萍　张钰坪

副主编　李国栋　张秀斌　武　帅　吴善彬　任洪波
　　　　赵国良　张　振　尹立波

编　者（以姓氏笔画为序）
　　　　王毅红　申皓丹　吕　慧　孙　月　苏淑芬
　　　　李　杰　李　潘　李召宝　李洁蕾　宋　涵
　　　　张兰腾　张秀娟　武　卫　周　荃　赵　璐
　　　　修爱媛　侯晓璐　倪　洁　高　洁　高广超
　　　　董　笑　董延春　翟海兰

前言

随着超声内镜检查术（endoscopic ultrasonography，EUS）在临床的普及，其应用越来越广泛。线阵超声内镜又称扇扫超声内镜或纵轴超声内镜，目前已成为内镜医生比较常用的"武器"。但受解剖结构、扫查范围及操作手法的影响，许多内镜医生学习起来感觉比较头痛，无从下手。笔者也是从线阵超声的"门外汉"（以前都是做环扫超声内镜），经历了茫然、排斥、困惑、迷恋种种阶段，经过约1年的时间，大体掌握了线阵超声内镜的操作手法。回想这1年不断学习、不断摸索、不断成长的过程，突然觉得线阵超声内镜没有想象得那么难！当能为诊断困难的患者明确诊断时，当发现超声内镜诊断改变了外科医生的治疗策略时，当发现一些消化系统特别是胆胰系统微小癌时，成就感、喜悦感油然而生！

虽然，笔者也是线阵超声内镜的新手，但是很想把自己及超声内镜团队如何学习、运用线阵超声内镜的故事分享给大家，让大家可以从中有些收获，坚定学习线阵超声内镜的决心。本书选取了12个病例，配合超声内镜图片及扫查视频，展示线阵超声内镜"三站式"扫查的手法及流程。此外，书中还详细介绍了超声内镜的保养及护理团队的配合，是我们中心护理团队多年工作经验的总结。本书的内容比较简单，旨在以最简单的形式告诉大家线阵超声如何快速入门。

万事开头难，只有入门后才有信心和机会提升自己的超声内镜水平。线阵超声内镜最难的就是入门及对解剖结构的认识，入门时如果被黑白的灰阶图像及精细的操作手法所吓倒，要想继续下去会很难。非常感谢上海的孙波教授，他温文尔雅，为人和善，其超声内镜手法特别娴熟、细腻，如同行云流水一般。看他操作就像是在欣赏一幅迷人的动态风景画，美丽又生动！我折服于孙波教授的人品及超声内镜技术。2019年，孙波教授4次来我科指导线阵超声内镜技术，每次都为我们带来非常实用的讲座、实战操作及手把手带教。我们把孙教授的讲课内容及操作视频录下来，反复观看、揣摩、消化、吸收。此外，感谢贾欣永主任一直在身边鞭策我，在我多次想放弃的时候，是她推着我不停前进！最后，感谢科室团队及奥林巴斯公司给予的支持及帮助！1年的时间，我们从不会用线阵超声进行疾病诊断到目前能够比较熟练地运用此项技术，收获了太多、太多！

董海燕

CONTENTS

目　录

1 线阵超声的扫查要点 ·· 1

2 黏膜下隆起
　　——学会用线阵EUS扫查 ·· 5

3 胆总管末端狭窄
　　——良性还是恶性？ ··· 9

4 胆总管"占位"
　　——动态扫查显真像 ·· 14

5 胰头肿块的扫查
　　——"点""面"结合 ··· 18

6 胰腺钩突的扫查
　　——"不入虎穴，焉得虎子" ···································· 23

7 胆胰管的追踪
　　——意想不到的结果 ·· 26

8 壶腹部探查
　　——EUS成长的必经之路 ······································ 29

9 胆总管微小结石
——EUS的"小路考" ········· 34

10 超声内镜引导下细针穿刺抽吸/活检术 ········· 37

11 IgG4相关性胰腺炎
——一针辨良恶 ········· 40

12 胰腺癌肝转移
——一次确诊多脏器病变 ········· 44

13 胆总管癌穿刺
——一针定乾坤 ········· 49

14 胰腺钩突占位
——一针明确转移瘤还是原发病 ········· 53

15 超声内镜检查护理配合 ········· 57

16 超声内镜引导下细针穿刺抽吸/活检术的护理配合 ········· 68

17 谐波造影增强内镜超声的操作配合 ········· 75

线阵超声的扫查要点

线阵超声内镜经典的扫查方法是"胃—十二指肠球部—十二指肠降段"三站式扫查。扫查要点是分清主要的路标及路线。扫查方法是连续追踪法。

术　语

BD	bile duct	胆总管
CA	celiac artery	腹腔动脉
CHA	common hepatic artery	肝总动脉
CT	celiac trunk	腹腔干
FGB	fundus of gallbladder	胆囊底
GB	gallbladder	胆囊
MPD	main pancreatic duct	主胰管
NGB	neck of gallbladder	胆囊颈
Pb	body of the Pancreas	胰体
Ph	head of the Pancreas	胰头
PHA	proper hepatic artery	肝固有动脉
Pn	neck of the Pancreas	胰颈
Pt	tail of the Pancreas	胰尾
PV	portal vein	门静脉
SA	splenic artery	脾动脉
SMA	superior mesenteric artery	肠系膜上动脉

（续表）

SMV	superior mesenteric vein	肠系膜上静脉
SV	splenic vein	脾静脉
UP	uncinate process of pancreas process of pancreas	钩突

一、胃内扫查

1. 路标

肝门部、门静脉汇合处、腹主动脉（图1.1~1.3）。

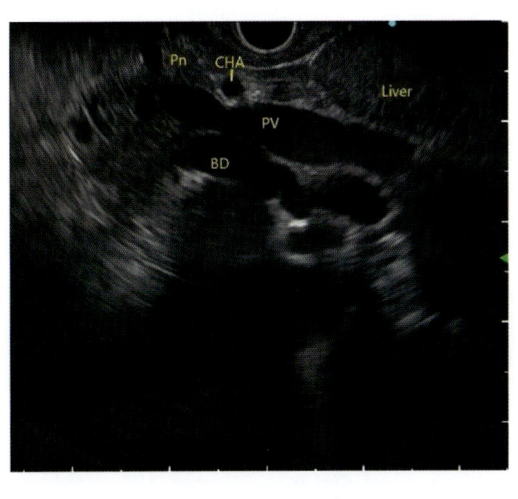

图1.1　第一肝门部

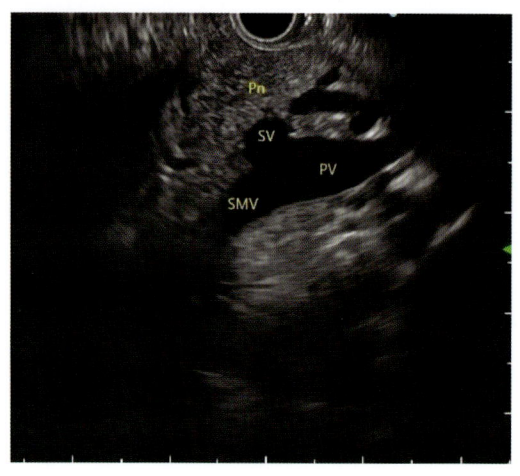

图1.2 门静脉汇合处

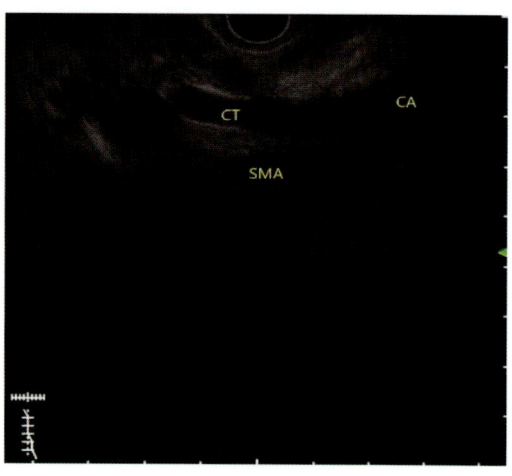

图1.3 腹主动脉

2. 路线

分为门静脉路线（视频1）和腹主动脉路线（视频2）。

（1）门静脉路线：首先，超声内镜进入贲门，自由位时可以显示肝中静脉及第一肝门，在第一肝门处沿门静脉左旋进镜追踪门静脉至门静脉、肠系膜上静脉、脾静脉汇合处，汇合处上方即为胰颈部；沿脾静脉进行扫查，找到胰腺，沿胰腺被膜进行扫查，观察胰腺体部及尾部，以及左肾、左肾上腺、脾脏等。左肾上腺位于左肾及腹主动脉之间，找到左肾上腺，轻轻右旋镜身，显示腹主动脉。

（2）腹主动脉路线：进镜至贲门下方，右旋镜身，显示腹主动脉，沿腹主动脉扫查，找到第一分支——腹腔干及第二分支——肠系膜上动脉。沿腹腔干左旋扫查至脾动脉，进而找到脾静脉。沿脾静脉追踪至门静脉汇合处，汇合处上方为胰颈部，再沿胰腺被膜右旋稍退镜进行胰腺体尾部扫查。

3. 主要扫查目的

观察胰腺，以及左肾、左肾上腺、脾脏、左肝、门静脉、腹主动脉、肝动脉等。

二、十二指肠球部扫查

1. 路标

门静脉汇合处（图1.4~1.6）。

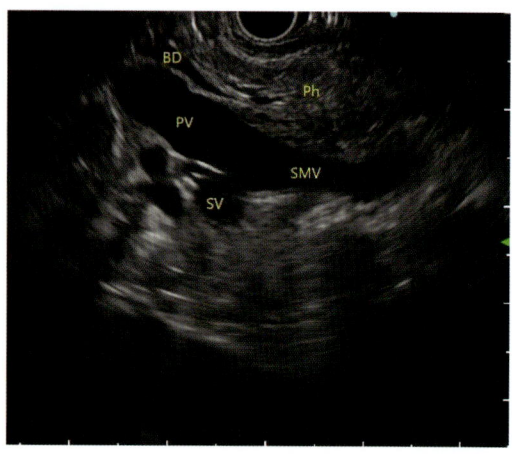

图1.4 门静脉汇合处

视频1

视频2

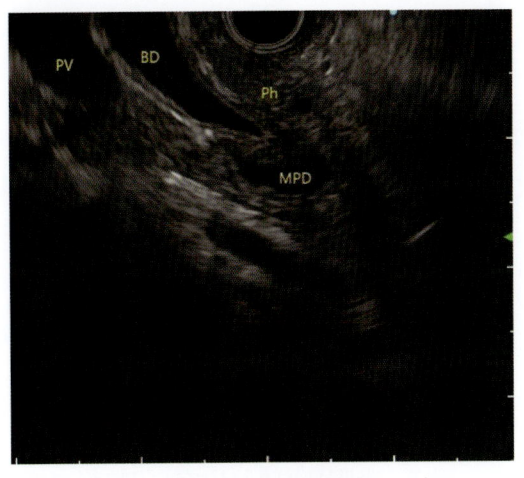

图1.5 胆总管及胰管

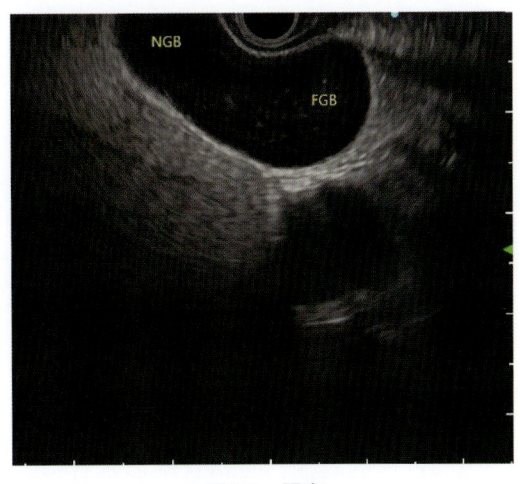

图1.6 胆囊

2. 路线

门静脉胆总管路线：进镜至十二指肠球部，吸气左旋显示门静脉及其汇合处，沿肠系膜上静脉扫查，右旋显示胰头部及胰头部胆胰管（视频3）。探头压迫球部不要过紧，左旋显示胆总管，胆总管与门静脉伴行，容易找到。沿胆总管继续左旋显示肝总管及胆囊管，沿胆囊管追踪，显示胆囊（视频4）。

3. 主要扫查目的

胰头、胆总管、肝总管、门静脉、胆囊、胆囊管等。

视频3　　　　　视频4

三、十二指肠降段扫查

1. 路标

腹主动脉（图1.7，图1.8）。

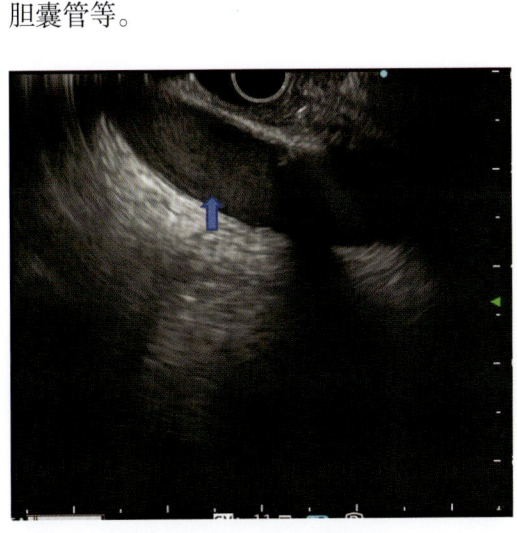

图1.7 腹主动脉（蓝箭头）

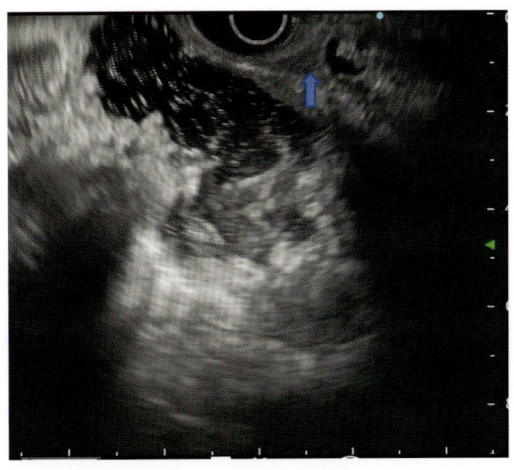

图1.8 壶腹部（蓝箭头）

2. 路线

腹主动脉—壶腹部路线（视频5）：超声内镜进到十二指肠降段拉直镜身，可以看到视野左侧的腹主动脉，缓慢退镜右旋，显示壶腹部。注水后，将探头轻轻离开十二指肠壁，显示乳头。在壶腹部轻轻左右微调镜身，可显示胆胰管，缓慢后退观察胰腺钩突部及肠系膜上动、静脉。追踪胆胰管可以全程显示两个管腔，对于诊断胆胰管内的病变、胆胰管畸形及合流异常非常重要。

视频5

3. 主要扫查目的

乳头、壶腹部、胰腺钩突、胆胰管末端。

黏膜下隆起
——学会用线阵EUS扫查

"黏膜下隆起"是个比较宽泛的名称,管壁内病变也好,腔外压迫也好,正常结构和异常结构都能造成黏膜下隆起样改变。诊断黏膜下隆起,多数医院,尤其是基层医院习惯用小探头超声内镜,我们以前亦是如此。学会熟练运用大探头超声内镜通常比较难,小探头操作则相对容易,使得大家自然而然形成"小探头依赖"。其实,大探头超声内镜对黏膜下病变的扫查与胆胰扫查相比较为容易。

大探头超声内镜的优势在于看得远、能判断病变与周围结构的关系,可通过血流多普勒和谐波造影增强技术检查病灶内部的血流与微血管分布特征,还能通过弹性成像模式判断病变质地的软硬,这些对诊断和鉴别诊断能力的提高非常重要。正是认识到了小探头超声的局限性,迫使我们逐步放弃了"小探头依赖",经过不断培训,改变了操作理念、提高了用线阵超声内镜扫查和诊断黏膜下病变的能力。

一、病例诊疗经过

患者女,51岁,无特殊不适,行体检胃镜检查。

白光内镜下,胃体后壁观察到一处直径约2.0 cm的黏膜下隆起,靠近观察见病变的表面黏膜稍粗糙且略发红(图2.1,图2.2)。

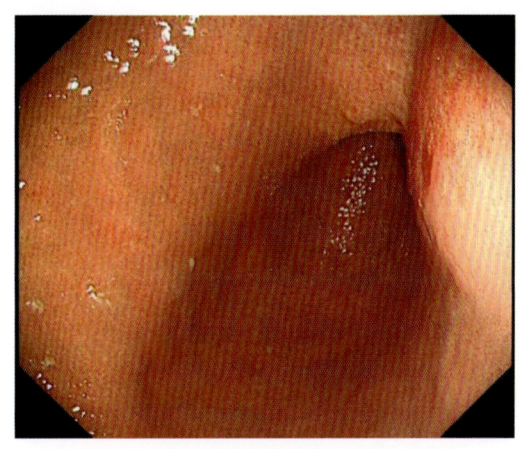

图2.1 胃镜示胃体下部后壁黏膜下隆起

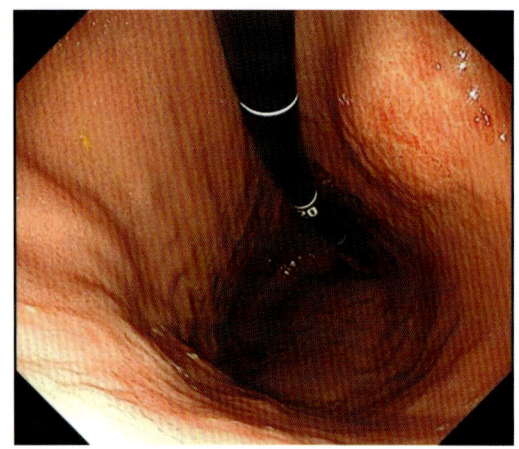

图2.2 胃镜倒镜观察

白光下的第一印象是黏膜下隆起，但是隆起表面黏膜是否合并早期癌变或癌前病变需要进一步观察。由白光转换为窄带成像（narrow band imaging，NBI）模式进行观察后发现隆起的表面略凹陷且较为粗糙（图2.3）。在黏膜粗糙处放大观察可见到少量白色不透明物质，表面微结构虽然变小但排列却比较规则，微血管虽略增粗，形态却无明显异常，因而不像是早期胃癌的表现。为了避免漏诊，还是在病变粗糙的部位取了活检（病理回报"黏膜炎症改变"）。

显然，胃镜下的表现不符合早期胃癌的特征，那么黏膜下的隆起是什么呢？下一步自然需要行超声内镜探查。

线阵超声内镜在黏膜下隆起处探及一处椭圆形的实性占位（视频6）。病变内部总体呈现低回声改变，回声欠均匀，

视频6

仔细观察可以发现病灶内部回声特征与胰腺实质的回声极为相似，病变边界清晰但不太规则，外侧边缘与胰腺颈部紧密相贴，但胰腺的被膜是完整的。胰腺实质的回声均匀，胰管也没有扩张。

显然，病变并非来源于胰腺，而是来源于胃壁（图2.4，图2.5）。仔细观察后发现病变主要来源于胃壁的第三层回声（代表黏膜下层），与第四层（代表固有肌层）回声又有着密切的关系，病灶外侧的第五层回声（代表浆膜层）显示比较清晰完整，病变内部见到了管状的无回声区（图2.6）。切换成弹性成像模式后发现病变与胰腺质地相似（图2.7）。

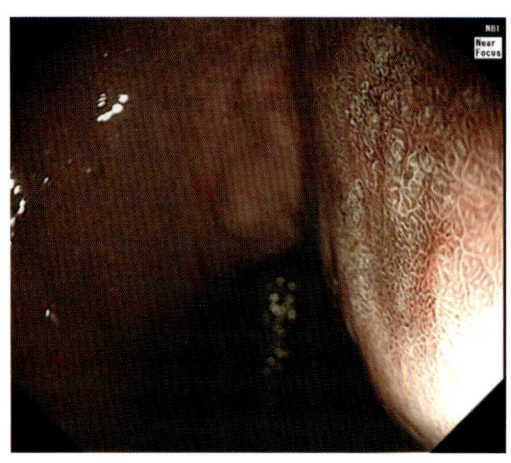

图2.3 胃镜NBI模式下的病变表面

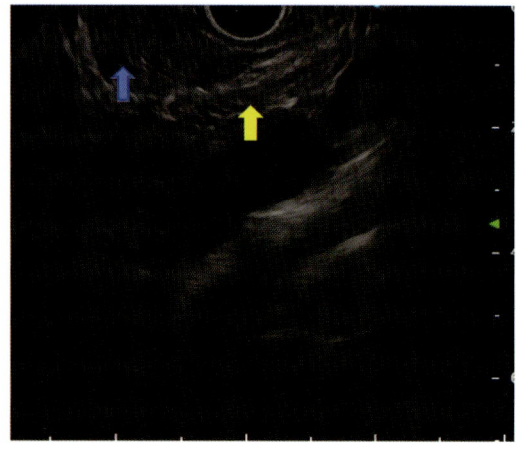

图2.4 经胃EUS显示病变（蓝箭头）与其远场的胰腺颈部实质（黄箭头）

2　黏膜下隆起

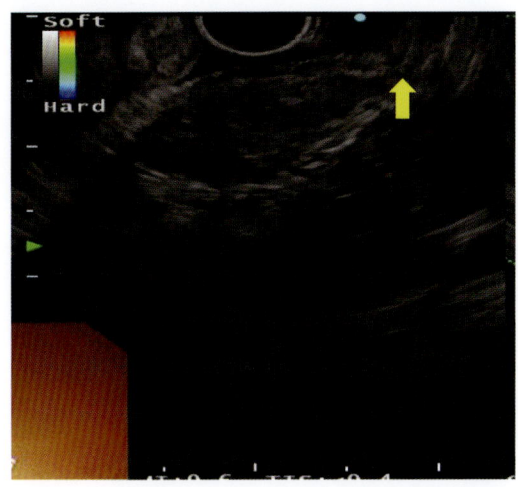

图2.5　经胃EUS示病变来源于胃壁黏膜下层（黄箭头）

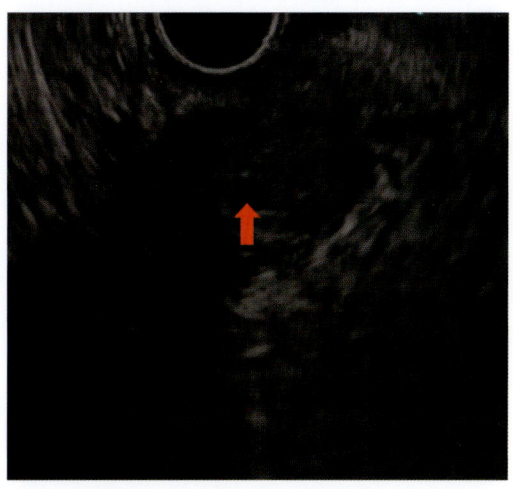

图2.6　经胃EUS示病变中间可见管状无回声结构（红箭头）

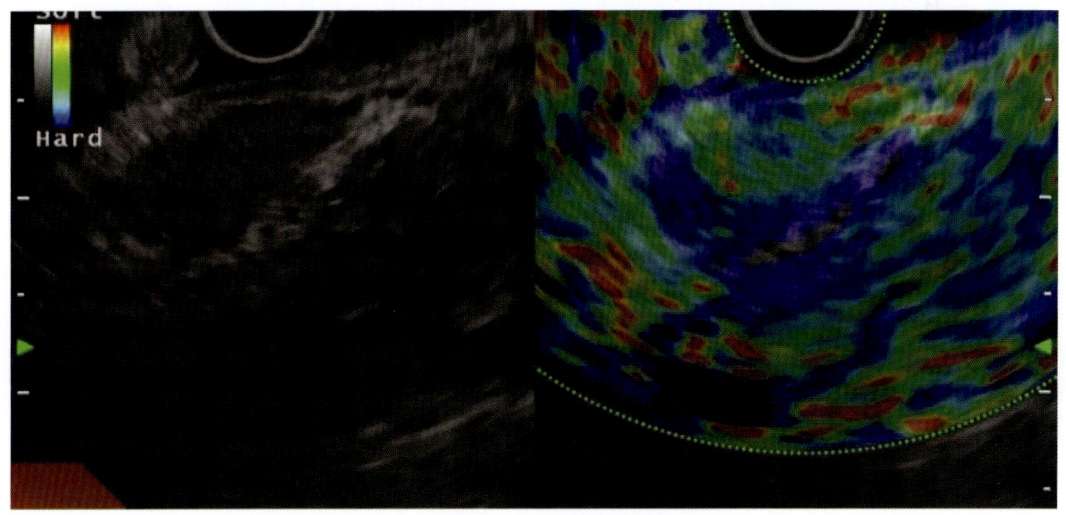

图2.7　弹性成像

二、成长体会

黏膜下病变超声内镜扫查的关键在于准确判断病变与管壁各层次之间的关系，清晰地显示病变内部的回声特征。另外，关注病变与周围结构的相互关系同样很重要。从这一点上来看，无论是采用小探头超声或是大探头超声内镜，技术路线上并无大的不同，但采用大探头超声内镜能获得更多的诊断信息。

若习惯用小探头超声探查黏膜下病变，突然转换成大探头超声甚至线阵超声内镜会有诸多不习惯。我们在成长过程中发现，采用线阵超声内镜探查胃黏膜下隆起并没有想象中困难，除了个别位置（例如胃窦大弯侧或穹隆部）的病变需要一定的扫查技巧外，大多数情况下均能高质量地完成扫查。

据图2.1可以看到，若采用小探头超声或环扫超声内镜，探头位置与病变表面可以做到平行，胃腔内储水也并不困难。那么，用线阵超声内镜是否可以呢？线阵超声内镜在诊断的同时还能同步行超声内镜引导下的细针穿刺活检/抽吸术（endoscopic ultrasound-guided fine needle aspiration/biopsy，EUS-FNA/B），对胰腺病变的诊断率也优于环扫。近期的文献报道显示采用线阵超声内镜探查胃黏膜下病变可能较环扫超声内镜更有优势。

采用线阵超声内镜扫查胃黏膜下病变的另外一个优点在于不需要注入过多的水，使凸面的超声探头或充盈的水囊轻轻贴合在病灶与正常胃壁的夹角处并吸去空气，就可以获得极为清晰的图像。

无论采用小探头还是大探头，黏膜下病变扫查的要点都在于把探头平行对准病变，也就是所谓的"垂直扫查"，否则容易对病变的层次来源做出错误判断。与环扫超声内镜360°扫描方式不同的是，线阵超声内镜的扫描面与内镜长轴处于一个平面上。如何将探头对准病变呢？通过多次的手把手培训，我们总结出的经验如下：首先，线阵超声内镜的探头一般位于屏幕的5点方位，需要旋转超声内镜，将病变摆到屏幕11点方位；其次，要想对准病变还需要动态判断，扫查过程中需结合左（逆时针）右（顺时针）旋镜及前后退镜找出最大扫描切面；第三，应避免探头过于压迫病变或过于远离病变而影响对病变来源层次的判断；最后，除了需要关注病变边缘与正常胃壁各层次之间的关系，还需要关注胃壁内病变与周围脏器的关系与界限。

技巧是为诊断服务的，掌握好技巧方能准确地进行扫查，但诊断清楚始终是做超声内镜的终极目的。正如我们做早癌精查时需关注黏膜微结构与微血管来判断癌与非癌，超声内镜同样需要关注病变内部与边界的回声特征来判断病变性质。

胃壁异位胰腺分为浅层型和深层型，浅层型大多位于胃窦且表面有凹陷，病变主要位于黏膜下层，约1/3内部可见管状无回声结构；而深层型病变多见于胃体，累及部分固有肌层。总体而言，异位胰腺内部的回声与胰腺实质相似。

3

胆总管末端狭窄

—— 良性还是恶性？

肝内外胆管扩张在临床上较为常见，其病因诸多。非肿瘤性的胆管扩张有胆总管囊样扩张、胆囊切除术后肝外胆管代偿性扩张、壶腹部大憩室造成的胆管扩张等；肿瘤相关性的胆管扩张主要是由于壶腹部、胰腺、胆囊或肝门部胆管肿瘤造成胆管梗阻后所致。

明显的胆胰或壶腹部占位性病变多可经腹部CT、MRI/磁共振胆胰管成像（MRCP）检查所发现。在日常工作中我们也经常碰到经传统影像学检查无法明确诊断的肝外胆管扩张病例，尤其是一些胆管末端、壶腹部的早期肿瘤，以及壶腹部的憩室所造成的胆管扩张，这时候往往可体现出超声内镜对CT和MRI的补充诊断作用。

然而，壶腹部、胆总管末端的微小病变是最考验超声内镜医师的技术功底、内镜控镜能力及诊断能力的，往往也是EUS培训过程中学员所面临的最大挑战之一。EUS检查前的内镜干预，例如乳头肌切开、胆管内支架置入术也会极大干扰超声的判断。

如下向大家讲述采用线阵超声内镜诊断胆总管末端微小病变的病例。

一、病例诊疗经过

患者男，66岁。因"经内镜逆行胆胰管成像（ERCP）术后1个月余，皮肤黄染伴反复发热10余天"入院。

患者1个月前因出现皮肤黄染，在当地医院诊断为"胆总管结石"并顺利行ERCP取石术，术中取出了一些泥沙样结石。术后不到1个月再次出现黄疸，当地医院CT示"肝内外胆管扩张，胆总管可疑小结石"。

实验室检查如下。肝功能：谷丙转氨酶88.30 U/L，谷草转氨酶100.60 U/L；总胆红素72.60 μmol/L；直接胆红素60.10 μmol/L。血清肿瘤标记物：糖类抗原199（CA199）171.57 U/mL；其余均未见明显异常。

MRI（图3.1~3.3）提示"胆囊体积增大，其内未见充盈缺损影，肝内、外胆管扩张明显，扩张的胆总管下端突然变窄、中断，但增强扫描未见到明显的异常信号"。

MRCP（图3.4）提示"肝内胆管轻度扩张，肝外胆管、胆囊管和胆总管扩张较为明显，胆总管下端突然变窄中断，末端未见到明显充盈缺损；主胰管未见明显扩张"。

MRI/MRCP的结论是"胆总管末端狭窄并胆系扩张，考虑炎症可能性大，胆管小结石待排除"。

胃镜下观察十二指肠主乳头形态及开口未见明显异常（图3.5，图3.6）。排除主乳头病变后，我们决定行超声内镜进一步对胆总管末端及肝外胆管进行超声探查。

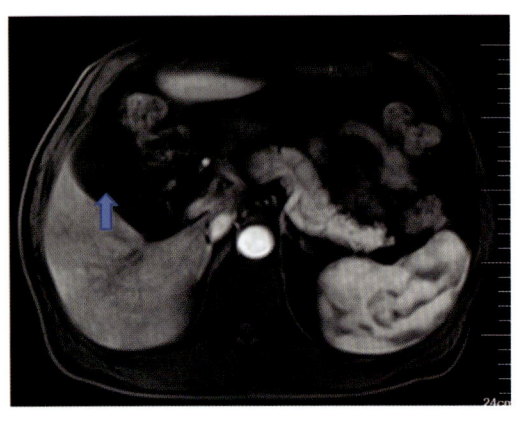

图3.1　MRI（T2加权像）提示胆囊增大（蓝箭头），胰管无扩张

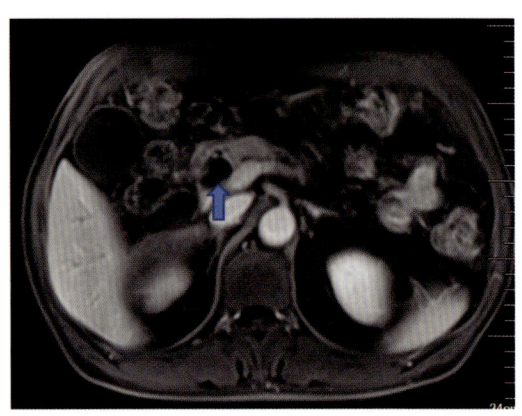

图3.2　MRI示胆总管扩张（蓝箭头）

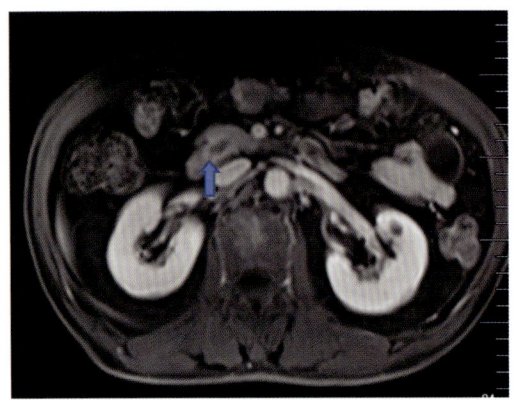

图3.3　MRI示胆总管末端未见明显占位影（蓝箭头）

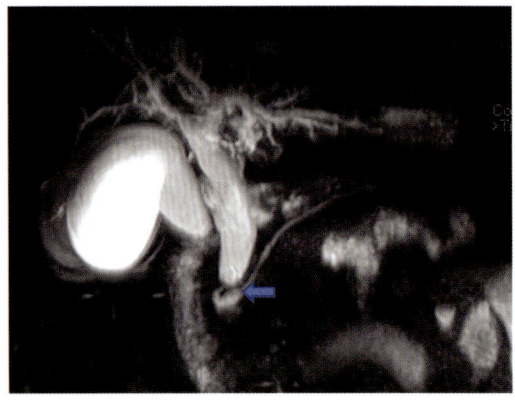

图3.4　MRCP示胆总管下端突然变窄中断（蓝箭头）

3 胆总管末端狭窄

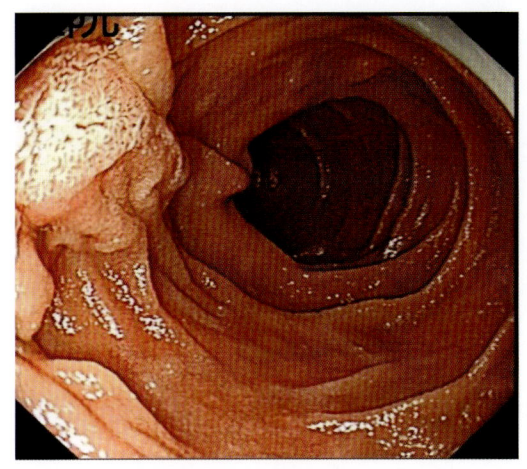

图3.5 胃镜示十二指肠降段主乳头外观

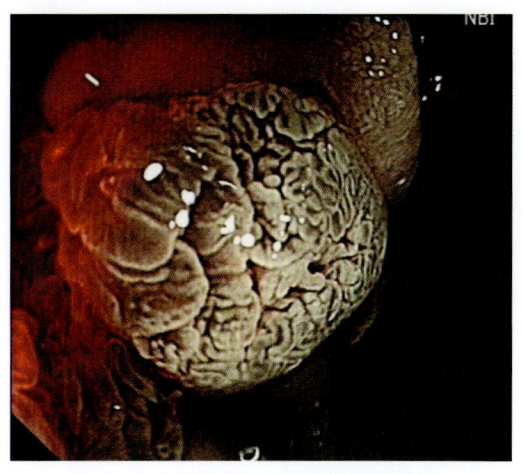

图3.6 胃镜主乳头近距离NBI放大观察

线阵超声内镜首先经胃进行探查,超声下探及肝外胆管扩张(图3.7,图3.8),肝外胆管内未探及明显异常回声,胰管无扩张。进镜至十二指肠球部后,超声下探及扩张的胆总管,跟踪胆总管顺时针旋镜扫查至其末端(图3.9)后,于胆总管末端探及一处低回声结节影,近端胆总管内探及一处高回声、漂浮的结石影,直径约2 mm,结石后方无声影。继续进镜至十二指肠降段,拉直镜身后,超声探及腹主动脉,沿腹主动脉退镜观察到壶腹部,此时在胆总管末端同样探及一处大小约6 mm×4 mm的低回声结节影(图3.10,视频7),无蠕动感,肝内、外胆管扩张显著。

视频7

胆管内探及的2 mm大小泥沙样结石显然无法解释患者再次出现梗阻性黄疸的原因,胆总管末端的低回声结节与正常的胆管末端括约肌回声不一致,且不存在蠕动感,综合EUS各方面分析,诊断还是倾向于胆

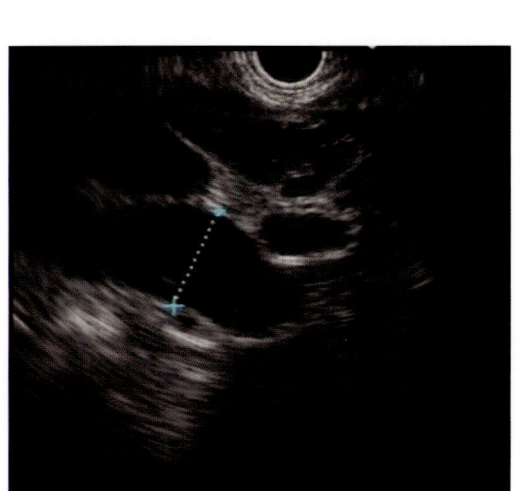

图3.7 经胃扫查第一肝门处胆总管宽17.5 mm

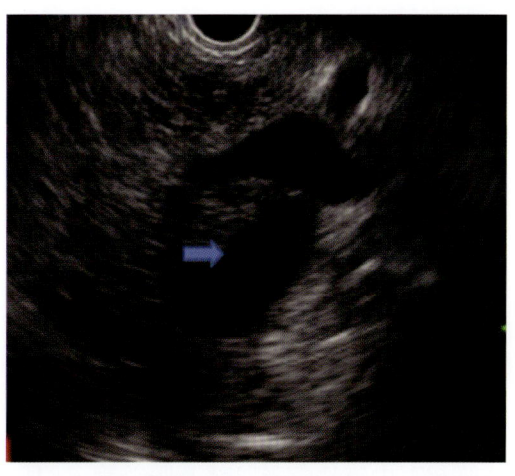

图3.8 经胃扫查显示扩张的胆总管胰头段(蓝箭头)

11

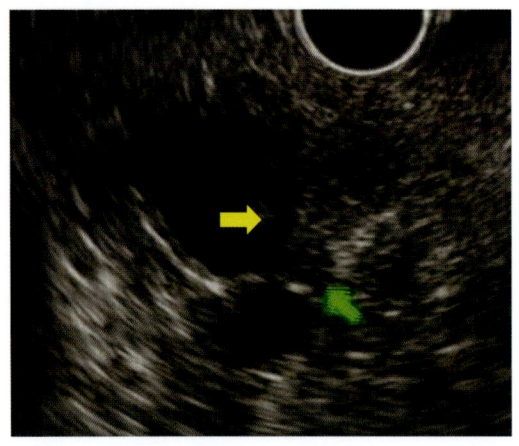 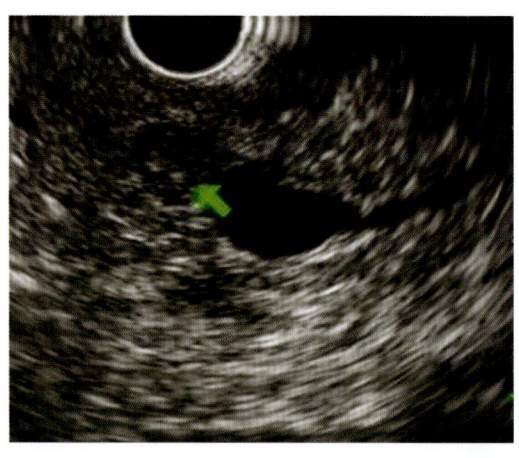

图3.9 经球部扫查示胆、胰管汇合处探及一低回声结节（绿箭头），其上方胆总管见一枚类圆形小结石影（黄箭头）

图3.10 经降段扫查示胆总管末端低回声结节（绿箭头）

总管末端肿瘤性病变。超声内镜检查后，患者及其家属与外科医师进行了密切沟通，在权衡利弊后决定行胰十二指肠切除术。

术后病理提示"胆总管下段腺癌（中分化），直径约 0.5 cm，浸润穿透胆总管达胰腺组织，侵达十二指肠乳头，部分淋巴管内查见癌栓，切缘阴性，淋巴结未见转移"。

二、成长体会

本例中，通过线阵超声内镜对胆管和胰管的全程扫查，最终发现了胆总管末端的微小癌灶。本例患者的诊断，使我们对采用线阵超声内镜诊断胆总管末端和壶腹部病变的信心倍增，越发感觉线阵超声内镜并没有想象中困难。

在收治该患者前 2 个月，我们对如何操作线阵超声内镜尚不熟悉，内心对采用线阵超声内镜诊断壶腹部及胆总管末端病变存在一定的心理障碍。如今通过不断学习、观看视频并操作练习，逐步掌握了线阵超声内镜在十二指肠球部和降段内的扫查技巧。随着 EUS 操作水平及诊断水平的提高，兄弟科室也对我们越来越信任，EUS 数量逐步增加。

线阵超声内镜通过幽门的方法与十二指肠镜相似，在看见幽门后需抬起探头使幽门消失后方能进入球部。内镜过幽门有时可能因患者胃腔走行的不同而存在困难，此时应避免盲目插镜，不妨后退后看清幽门走向再次尝试进镜并注意落空感。

经球部对肝外胆管的扫查通常需要将探头置于十二指肠上角处，由于每例患者的十二指肠球部形态与长度都不一致，超声探头的位置也需要在运动中不断调整。在球部观察到胆总管后，对胆总管末端的探查通常需要将内镜顺时针旋镜、追踪胆总管向其末端进行扫查。

内镜进入十二指肠降段并拉直镜身后，最容易发现的结构就是腹主动脉和下腔静脉。此时沿腹主动脉缓慢退镜约 2 cm 即可观察到壶腹部和两个管状结构，分别为胆总管和主胰管。胆总管靠近探头而主胰管远离探头，多数情况下二者并不一定在一个平面内。如果遇见壶腹部憩室，胆胰管末端的观察则更为困难一些，向肠腔内注入一定量的水可能会有所帮助。线阵超声内镜扫查壶腹部和胆胰管末端的要点在于探头既不能把壶腹部压得过紧，也不能抬得过高。探头若抬得过高，则镜身容易滑退回胃腔；探头若压迫壶腹部过紧则可能看不清胆总管末端，分寸的拿捏需要不断练习才能掌握。

部分患者的的胆管括约肌略为肥厚，有时与胆总管末端病变鉴别较为困难。我们体会，鉴别的要点之一是胆总管末端括约肌可随着呼吸和肠壁蠕动而存在一定的蠕动感，弹性成像模式下呈现绿色改变；相较而言，胆总管末端癌的回声更低且比较僵硬，边界也不规则，弹性成像多以蓝色为主。鉴别诊断困难的情况下，采用 ERCP 方法进行胆总管末端病理取检仍是诊断的金标准，如果病灶较大也可考虑超声内镜引导下细针穿刺。

胆总管"占位"
——动态扫查显真像

介绍如下病例的主要原因是因为该病例是我们第一次使用线阵超声内镜成功地进行了胆管及胰管的全程扫查。对肝外胆管的扫查，通常认为环扫超声内镜在十二指肠球部可以很好地显示肝外胆管的长轴，而采用线阵超声内镜扫查肝外胆管则需要一定的技巧，要求操作者具备良好的控镜能力。

在胆总管扩张的情况下扫查胆总管较为容易，但对于胆总管无扩张的患者，要想对其全程进行追踪扫查相对困难，探头压迫过重则更容易增加扫查难度。当患者不能耐受检查、呼吸幅度较大时，要保持稳定的视野和图像比较困难，考验操作者控镜的稳定性与耐心。除此之外，由于扫描切面的不同及操作者经验的影响，有时鉴别胆总管壁外和腔内的病变也会存在一定困难，需要从不同部位并结合动态扫查才能综合判断。

一、病例诊疗经过

患者男，63岁，因"皮肤、巩膜黄染2周"入院。

患者无腹痛、恶心、呕吐，无纳差及消瘦，8年前曾行结肠癌根治手术。查体：全身皮肤及巩膜黄染，腹部平坦，无明显压痛，腹壁正中见一长约20 cm的陈旧性手术瘢痕，余未查及明显异常。

实验室检查如下。血清肿瘤标记物：癌胚抗原（CEA）、糖类抗原199（CA199）、甲胎蛋白（AFP）和糖类抗原242（CA242）水平均在正常范围内；糖类抗原724（CA724，31.27 U/mL）和糖类抗原50（CA50，126.9 IU/mL）略高于正常范围；肝功能：总胆红素159.90 μmol/L、直接胆红素145.00 μmol/L、间接胆红素14.90 μmol/L、谷丙转氨酶282.90 U/L、谷草转氨酶157.60 U/L、γ-谷氨酰转肽酶2 084.00 U/L；其余实验室检查未见明显异常。

MRI（图4.1，图4.2）提示"胆总管中段占位，不排除胆管癌"。

4 胆总管"占位"

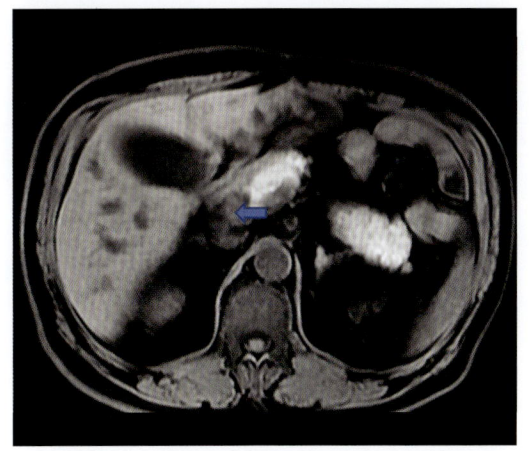

图4.1 MRI示胆总管中段占位（蓝箭头）

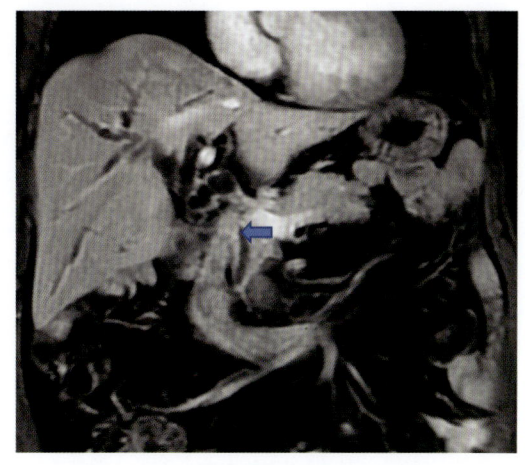

图4.2 MRI示胆总管中段狭窄（蓝箭头）

肝胆外科医生认为患者有结肠癌手术史，从病史及影像学检查结果均不能排除结肠癌淋巴结转移、压迫胆总管的可能性。那么胆总管狭窄的原因究竟是什么？是胆总管肿瘤堵塞了管腔，还是淋巴结压迫了胆总管？这关系到患者下一步的治疗策略。

采用线阵超声内镜（视频8）进镜至十二指肠降段（图4.3~4.7），沿着胆总管末端追踪扫查至其中段，见胆总管壁出现不均匀增厚，逐渐形成一处低回声实性占位，该低回声团块几乎堵塞了整个管腔；胆总管壁外另见一枚类三角形低回声病变，与胆总管管壁分界不清，反复扫查后发现这两处病变之间并不连续。

视频8

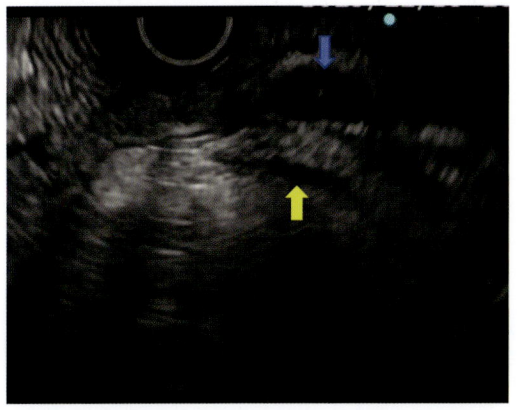

图4.3 经降段扫查壶腹部及胆总管末端。探头下方为胆总管（蓝箭头）及胰管末端（黄箭头），胆总管内见少量漂浮的絮状高回声

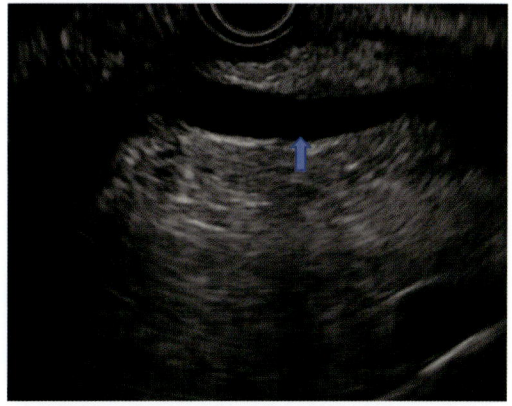

图4.4 经降段扫查胆总管，采用组织谐波模式可以更清晰地显示胆管腔（蓝箭头）

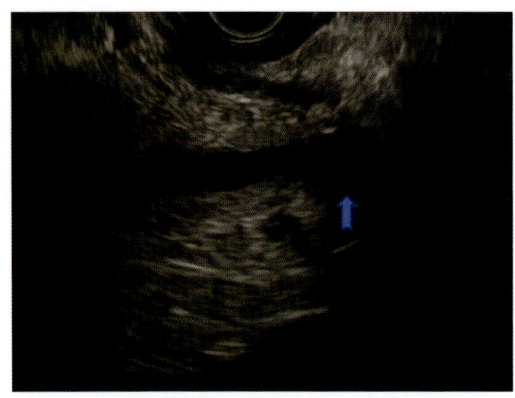

图4.5 经降段追踪扫查胆总管至胆总管中段,其在屏幕右侧显示不清,腔内出现低回声病变(蓝箭头)

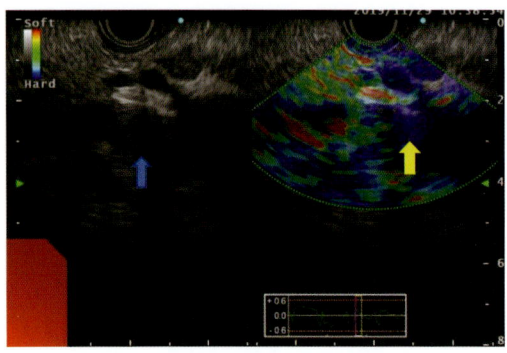

图4.6 追踪扫查至胆总管中段,左侧B模式下胆总管内部探及一处不规则低回声占位占据了胆总管管腔内部(蓝箭头),弹性成像见病灶呈蓝色为主,提示质地较硬(黄箭头)

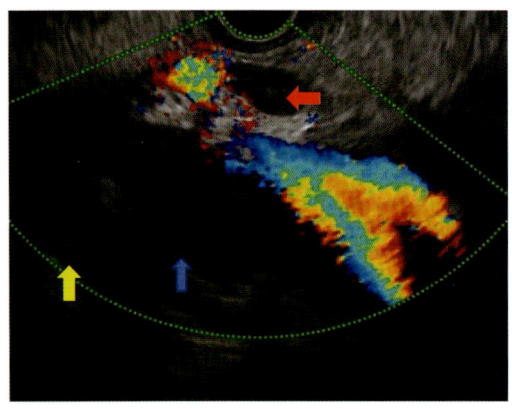

图4.7 追踪扫查至胆总管中段,见胆总管管壁不均匀增厚、粗糙,低回声团块几乎堵塞整个管腔(蓝箭头);胆总管壁外见一三角形低回声病变,与胆总管分界不清(黄箭头)。门静脉上方见一枚不规则淋巴结,长径约10 mm(红箭头)

结合超声内镜及MRI影像学结果,经多学科讨论决定行胰十二指肠手术,术中见胆总管病变处管壁外一肿大淋巴结压迫胆管壁。

术后病理示"胆管腺癌(中分化),体积1.5 cm×1.5 cm×1.2 cm,侵达胆管壁深肌层,见神经浸润,未查见脉管内癌栓,未累及胰腺及十二指肠乳头,肿瘤周边黏膜局部呈高级别上皮内瘤变,胆总管旁肿大淋巴结未查见癌细胞"。

二、成长体会

EUS检查完成后,我们当时的印象为"胆总管中段占位(恶性可能);胆总管壁外肿大淋巴结"。患者的外科主管医师对诊断结论提出了质疑,倾向于是结肠癌转移的淋巴结压迫了胆总管。由于胆总管中段占位与壁外的淋巴结极为靠近,患者既往又有结肠癌病史,所以从影像学上鉴别是胆总管肿瘤还是壁外淋巴结压迫了胆总管造成胆管梗阻非常困难,外科医师和我们之间对病变的性质存在不同看法也是正常的。我们再次复习了超声内镜视频,发现病变完全在胆总管内,壁外低回声占位与胆总管病变并不相连,是各自独立但又紧密相压的状态。因此,我们还是坚持了自己的观点和诊断结论。

从手术记录及外科医师的描述来看,术中的确在胆总管壁外发现了一枚肿大淋巴结,该淋巴结压迫了胆总管管壁,这一发现与EUS所见一致。靠近肿瘤的胆总管壁不规则稍增厚,病理报告提示存在高级别上皮内瘤变。手术结论与我们EUS的判断也完全一致。这一病例增强了我们 EUS 诊断胆总管病变的能力和信心。

EUS 可以动态地扫查胆总管及其周围结构，这是其他普通影像学检查所无法比拟的优点。EUS 可以经胃、经球部和降段，从不同的角度对胆总管病变进行观察，由于胆总管占位导致其远端胆管塌陷或者探头压迫肠壁过紧，梗阻远端的胆总管有时不太容易观察清楚，我们体会到适当放大图像并采用组织谐波模式有助于去除伪影干扰，能更好地显示胆管腔及管壁回声结构。

超声内镜下鉴别胆总管壁外与壁内病变需要连续动态地观察病灶与胆管壁的关系，这一点是诊断胆总管肿瘤的关键。

另外，我们的体会是在动态扫查的过程中，尤其是碰到病变与其周围结构关系不确定的情况下应对操作过程进行录像。如此一来一方面便于我们术后反复观看，发现自己在扫查过程中存在的问题或缺点，另一方面可以帮助发现操作时可能忽视的病变细节。除此之外，留取完整的视频资料，对于进一步请教上级医师或 EUS 指导老师有很大的帮助。

5

胰头肿块的扫查
——"点""面"结合

超声内镜最初是为诊断胆胰系统疾病而发明的，由于各种主客观的原因，以往超声内镜在我们科主要被用于诊断胃肠道黏膜下隆起或黏膜病变，且采用小探头超声居多。然而，小探头超声无法有效地对胆胰系统疾病进行探查，要想开展胆胰内镜诊治则离不开大探头超声。

由于环扫超声内镜成像效果与 CT 和 MRI 相似，因而对于胆胰的病变我们以往更多地习惯采用环扫超声内镜进行扫查，而线阵超声内镜则主要用在环扫检查后行胆胰占位细针穿刺时。经过不断的理论学习与手把手培训，我们逐渐改变了自己的观念，开始习惯采用线阵超声内镜诊断胆胰疾病。线阵超声内镜的优势在于不仅可以进行超声诊断，还能同步对胆胰实性占位进行细针穿刺。

一、病例及诊疗经过

患者男，50岁，因"上腹部隐痛不适、腹泻伴尿黄 7 天"入院。既往无特殊病史。查体：全身皮肤及巩膜黄染，余未见明显异常。

实验室检查如下。肝功能：血清总胆红素 152.70 μmol/L，直接胆红素 126.50 μmol/L，谷丙转氨酶 565.00 U/L，谷草转氨酶 270.60 U/L，γ-谷氨酰转肽酶 1 465.00 U/L，碱性磷酸酶 201.00 U/L，血淀粉酶 358.00 U/L，脂肪酶 1 846.40 U/L，胰淀粉酶 352.00 U/L。血清肿瘤标记物：糖类抗原 199（CA199）134.64 U/mL，糖类抗原 50（CA50）60.39 IU/mL，铁蛋白 479.57 ng/mL。自身抗体系列：阴性。免疫球蛋白 G4（IgG4）测定 0.668 g/L。其余实验室检查未见明显异常。

外院腹部 B 超提示"胆囊增大，胆囊内泥沙样结石，肝内胆管扩张"。MRI 检查提示"胰头钩突异常信号合并胰胆管扩张，考虑胰腺癌可能性大，不除外肿块型胰腺炎可能"。我院增强 CT 同样提示"胰头钩突区低密度实性占位，胆总管及胰管扩张，胆囊增大"（图 5.1，图 5.2）。

5 胰头肿块的扫查

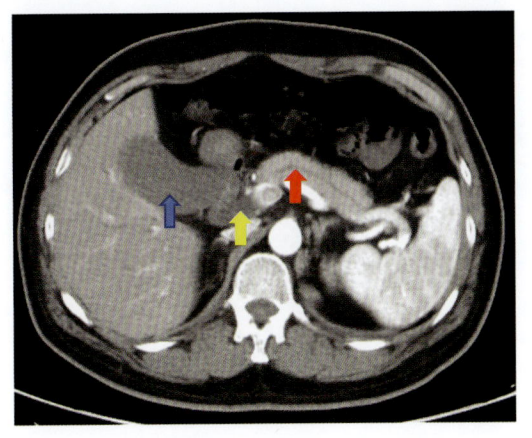

图5.1 CT示主胰管扩张（红箭头），胆囊增大（蓝箭头），胆总管扩张（黄箭头）

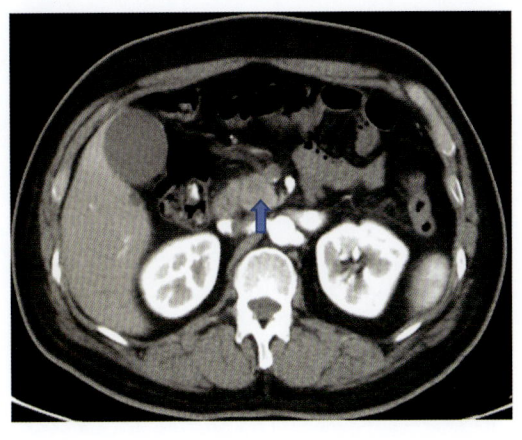

图5.2 CT示胰头钩突区见一处低密度占位影（蓝箭头）

胃镜检查见十二指肠主乳头环头皱襞增大，有膨胀感，表面黏膜略粗糙。由于无法完整显示乳头形态及开口，更换为十二指肠侧视镜进一步观察主乳头的形态。侧视镜下观察见十二指肠主乳头处黏膜略显僵硬，系膜侧肠壁较固定（图 5.3~5.5）。

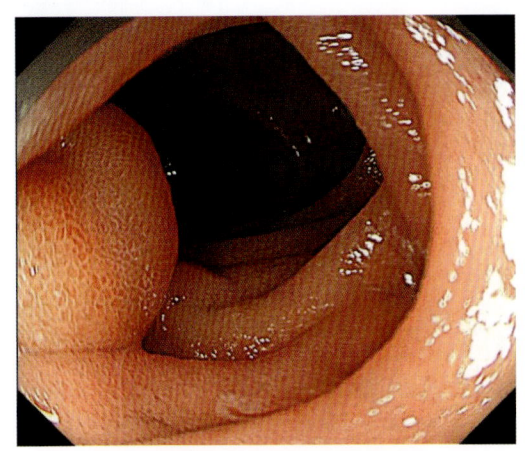

图5.3 胃镜下十二指肠主乳头形态

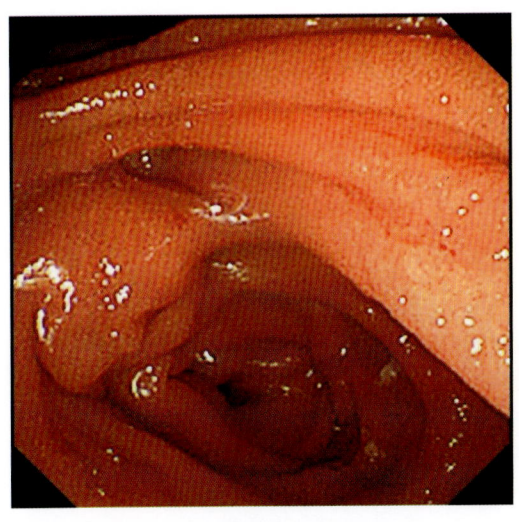

图5.4 十二指肠镜下主乳头形态

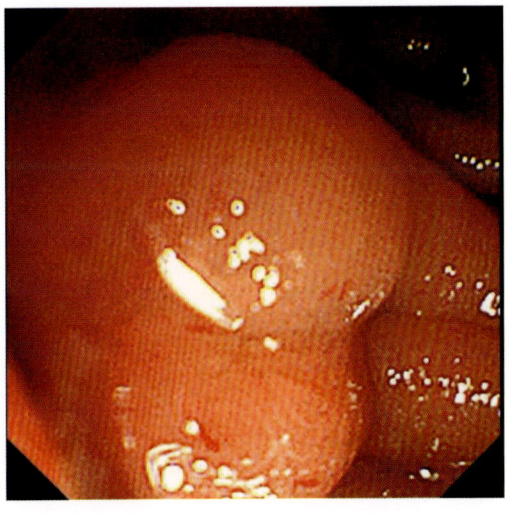

图5.5 十二指肠镜下主乳头形态

采用线阵超声内镜进行探查（视频9）。经胃内进行扫查时发现胰颈部的主胰管扩张，胆总管全程扩张明显（图5.6）。内镜进入球部后在胰头实质内探及一椭圆形的低回声占位（图5.7），病灶内部缺乏血流信号，弹性成像模式下病变呈蓝色，提示病变质地较硬（图5.8）。病变未累及门静脉管壁，病变后方胆胰管扩张。完成经球部扫查后，进镜至降段对壶腹部与胰头钩突进行重点观察，在胰腺钩突实质内探及强回声钙化影。

视频9

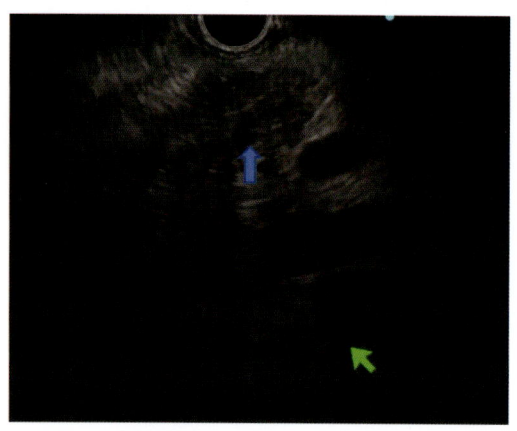

图5.6　经胃扫查示胆总管扩张（绿箭头），胰颈部胰管增宽（蓝箭头）

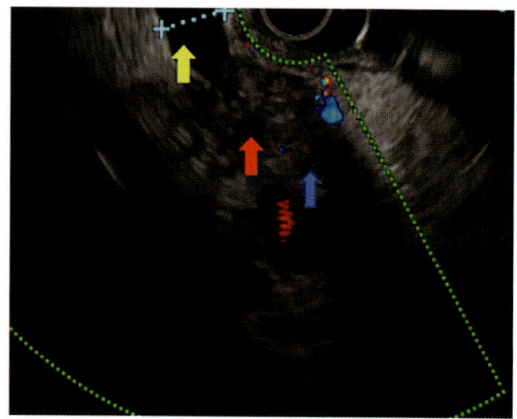

图5.7　经球部扫查示胰头部探及一处不规则实性占位（蓝箭头），后方胆胰管扩张（胆管黄箭头，胰管红箭头）

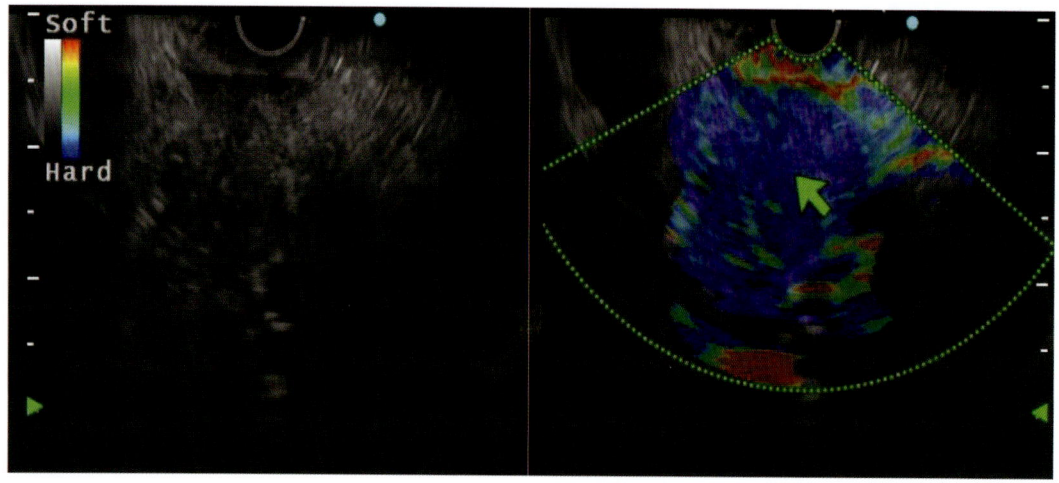

图5.8　经球部扫查示胰头病变边界清晰、不规则，弹性成像呈蓝色为主（绿箭头），提示其质地较硬

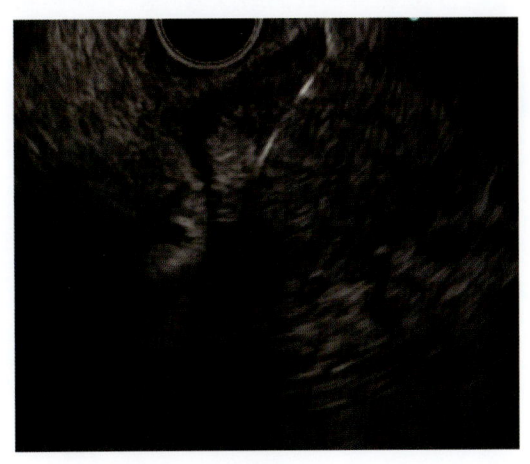

图5.9 经降段行EUS-FNA

完成基本的超声探查后，我们分别经球部及降段对胰头病变进行了EUS引导下的细针穿刺，选用22G的细针共进针2次，采用5 mL负压，穿刺样本分别送组织学及细胞学检查；穿刺细胞学及组织学均发现了肿瘤细胞。

患者接受了胰十二指肠切除术，术后病理证实"1.胰腺导管腺癌（中分化），直径约2 cm，局部查见神经侵犯，部分淋巴管内查见癌栓，侵达十二指肠黏膜下层及胰腺外脂肪组织。切缘未见癌；淋巴结未查见癌。2.慢性胰腺炎"。

二、成长体会

本例患者在来我院以前曾就诊于多家医院，医生对胰头部占位的良恶性判断不一。胰头部的胰腺癌与肿块型胰腺炎在临床表现和影像学上有时难以鉴别：二者质地均较硬，均可导致胆总管和主胰管梗阻甚至出现十二指肠管腔狭窄；慢性胰腺炎基础上的癌变使二者鉴别诊断更为困难。

对于这种鉴别困难的情况，行超声内镜引导下的细针穿刺获取细胞和（或）组织病理学诊断有助于病变性质的判定。采用线阵超声内镜可以同步进行超声诊断与细针穿刺，较环扫超声内镜更加便利。

受限于经验不足，对于胰腺的扫查，我们以前习惯于"单刀直入"，往往事先依赖CT等传统影像学结果判定病灶位置与性质，然后在EUS下直接对病灶进行探查或穿刺。通过EUS系列培训，我们改变了对胰腺超声探查的理念。采用线阵超声内镜三站式的扫查方法，首先经胃内可以对胰腺、胆道、左肝、肝门部、腹腔干等区域进行完整显示，有助于我们把握病变的整体情况，对有无淋巴结转移及远处转移做出全面的分析与判断。在此基础上，经十二指肠球部和降段的扫查可以进一步对病变本身及其周围结构进行细致观察，判断病灶内部的回声特征、血流信号、质地及其与周围主要血管的关系。在有条件的情况下，我们还可以采用谐波造影增强模式帮助判断病灶内部微血管分布情况，并引导穿刺方向。有点有面，点面结合的扫查理念，有助于提高EUS的诊断能力。

胰腺实性占位的EUS影像学鉴别总体而言是较为困难的，把握典型的特征是鉴别诊断的关键。胰腺癌以低回声为主，内部回声不均匀，甚至有液化坏死，病灶多为乏血供表现，质地较硬，在弹性成像上多以蓝色为主；病灶的边界多不规则，常常可见到"伪足"样改变，符合恶性肿瘤向四周浸润生长的特征；病变近端胰管往往扩张。神经内分泌肿瘤的血供较为丰富，边界相对较为规则，弹性成像同样以蓝色为主，但在谐波造影增强上多为高增强状态。我们体会，在有条件的情况下，当B模式下鉴别诊断困难时应多采用弹性成像和（或）谐波造影增强来辅助鉴别诊断；当然，细胞学和组织学诊断仍然是诊断的金标准。

对于胰头部肿块的穿刺，经球部或经降段均可进行。经球部穿刺的优点在于内镜呈长镜身位置，镜身较为稳定。在特殊情况下，比如难以避开血管时，也可以尝试经降段对胰头进行穿刺。

6

胰腺钩突的扫查
——"不入虎穴，焉得虎子"

如下为比较典型的胰腺导管内黏液性乳头状瘤（intraductal mucinous papillary neoplasm，IPMN）病例，相信大家在阅读的过程中可能会产生"这类病例也不算少见"的想法。的确，胰腺囊性病变临床上并不少见，超声内镜也已经成为胰腺囊性病变诊断和鉴别诊断的重要工具，如何识别IPMN并与其他胰腺良、恶性囊性占位进行鉴别对于超声内镜医师而言是必须掌握的。

EUS扫查中，对于胰腺钩突的病变往往需要经十二指肠降段进行探查；对于ERCP医生而言，他们有着操控侧视镜的基础；虽然超声内镜的视野角度（斜视45°~55°）与十二指肠侧视镜不一样，ERCP医生要想掌握超声内镜进镜的技巧还是较为容易的。然而，对于很多EUS初学者而言，将斜视型的超声内镜进镜至十二指肠降段是一个不小的心理挑战，且往往心存畏惧。经过一段时间的手把手培训后，我们逐渐掌握了超声内镜在十二指肠内的进镜及扫查技巧。

一、病例及诊疗经过

患者男，76岁，主诉"反复上腹胀1年余"。

查体未见明显异常。既往无特殊病史。

实验室检查：血、尿、粪三大常规，肝、肾功能，空腹血糖、血淀粉酶及消化道肿瘤标志物等均正常。

腹部CT提示"主胰管扩张，胰腺实质萎缩"（图6.1）。

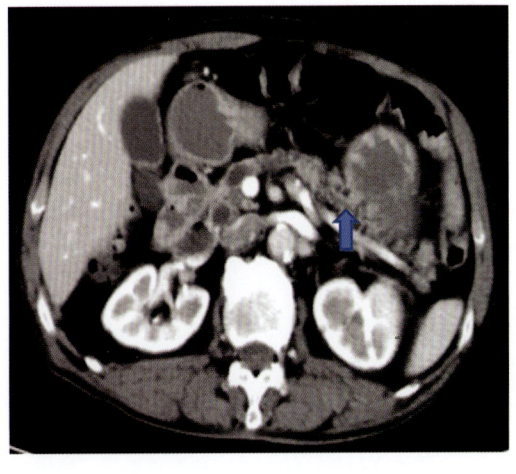

图6.1　CT示胰腺实质萎缩，胰管增宽（蓝箭头）

胃镜下见十二指肠主乳头开口稍增大（图6.2）；靠近观察后见乳头内有清亮液体流出（图6.3）。

采用线阵超声内镜（视频10）进镜至十二指肠降段，拉直镜身后观察胰腺钩突。于钩突部探及一处囊性占位，截面直径约2.5 cm，内部见多处分隔。由于病变较大，胆管及胰管不易显示；微调镜身后显示出扩张的胰管，我们顺着胰管进行追踪，发现囊性病变与主胰管是相通的，结合胃镜下的特征性表现，诊断为主胰管型IPMN（图6.4~6.6）。

视频10

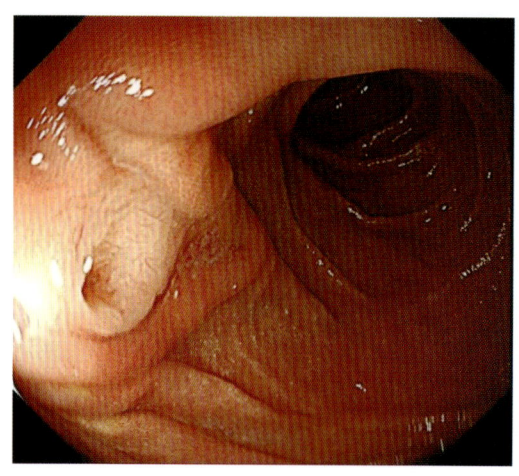

图6.2　胃镜下十二指肠主乳头形态

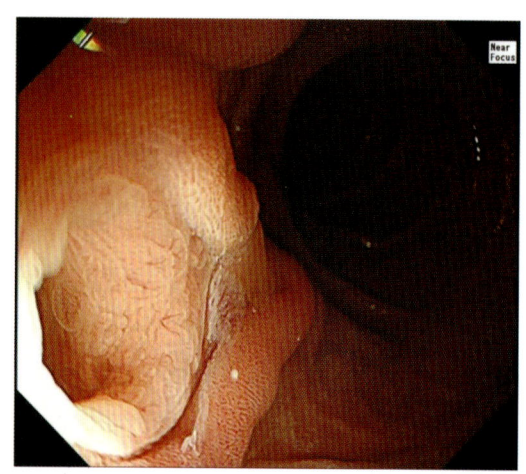

图6.3　胃镜下十二指肠主乳头开口

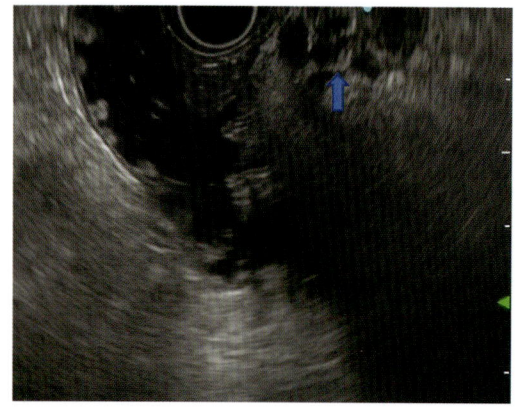

图6.4　经降段扫查胰腺钩突，可见钩突部一囊性病变（蓝箭头）

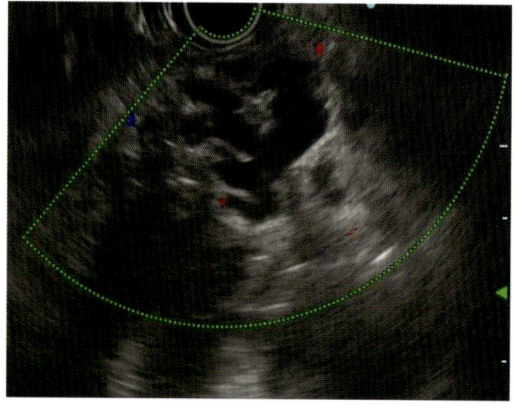

图6.5　经降段扫查胰腺钩突囊性病灶，血流多普勒显示病变内无血流信号

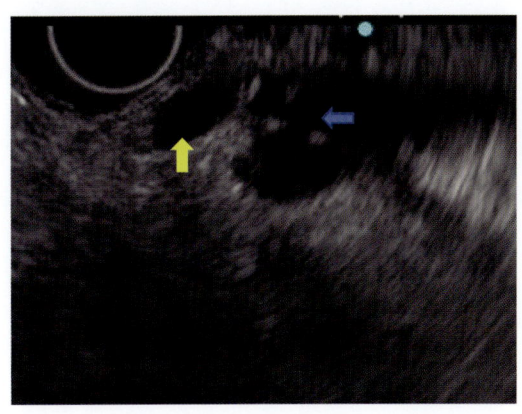

图6.6 经降段扫查胰腺钩突囊性病灶（蓝箭头）与主胰管关系（黄箭头），病变与主胰管相通

二、成长体会

这例患者的胃镜是我科一位进修医生完成的。在我们科，进修医生只有经过指导老师严格的培训并通过操作考试后，方可开始在科室医生带领下行胃镜检查。正是他按照规范的流程操作，才发现了十二指肠乳头的异常。

在采用超声内镜诊断胰腺囊性病变的过程中，准确判断囊性病变与主胰管或分支胰管之间的关系是鉴别诊断的关键。有时囊腔较大，病变与胰管之间的关系由于扫查角度影响而不容易看清，这时需要反复沿主胰管进行扫查，犹如顺藤摸瓜，由此及彼、由表及里方能做出准确的判断。

不管是采用环扫超声内镜还是线阵超声内镜，胰腺钩突的病变通常都需要经十二指肠降段进行观察。在体型较瘦的患者中，经胃采用线阵超声内镜则同样可以观察到钩突较大的病变。这一病例使我们增加了采用线阵超声内镜经降段观察胰腺钩突病变的信心。

上消化道超声内镜检查过程中最容易引起穿孔的部位分别为梨状窝与十二指肠降段，造成穿孔的原因绝大多数是由于操作技巧与手法的不规范所致。我们经过一段时间的手把手培训及练习，提高了超声内镜在十二指肠球部进入降段时操作的安全性。当将探头置于十二指肠上角后，通常需要将小钮右旋，同时下压大钮并顺时针转动镜身，这一过程中切忌猛拉镜身，始终需要有控制地使内镜先端往降段方向运动。猛拉镜身的后果可能导致内镜先端部以十二指肠上角为支点往前方反弹前行，从而可能导致肠道穿孔。对于新手来说，为了看清十二指肠肠腔，会不自主地上推大钮，这一动作在进入降段时是较为危险的，掌握好规范的进镜技巧是避免穿孔或肠黏膜损伤的根本。除此之外，由于线阵超声内镜多为斜视镜，在食管和十二指肠内存在观察盲区，对于未曾行上消化道内镜检查者或怀疑有胃流出道梗阻者，应在超声探查前先行胃镜检查，一则可先"探路"，二则可避免漏诊一些黏膜早期癌或癌前病变。

在降段对胰腺钩突的超声探查过程中，为了避免十二指肠肠腔内气体的干扰、避免内镜滑退回胃腔内，除了需要吸去腔内气体外，还需要下压大钮使超声探头贴在十二指肠壁上并结合左右旋镜和细微的前后进退才能有效地观察钩突实质及胆胰管末端。除了需要观察乳头肿瘤全貌以外，极少出现需要上推大钮的情况，过度上推大钮是造成十二指肠穿孔的危险因素。

7

胆胰管的追踪
——意想不到的结果

在以往的超声内镜检查过程中，我们很少关注胆管和胰管的追踪扫查，基本上满足并依赖于传统影像学检查结果所给的提示，并且习惯于"直奔主题"而不重视对管腔结构的追踪扫查，可能这也是大多数EUS初学者存在的"通病"。经过数次手把手培训，我们对采用线阵超声内镜追踪扫查胆管和胰管的理念有了较为深刻的体会，随着不断练习，逐渐由扫查胰腺实质进步到细腻地扫查胰管和胆管，对如何操控线阵超声内镜也逐渐有了感觉。

选择如下病例的原因在于钊对此病例，我们不再依赖CT和MRI等传统影像学检查结果，通过追踪扫查胆管和胰管最后明确了诊断并改变了患者最初的治疗方案。

一、病例及诊疗经过

患者男性，67岁，因"皮肤黄染40余天，胆管引流10余天"入院。既往无特殊病史。

实验室检查如下。肝功能：谷丙转氨酶60.20 U/L，谷草转氨酶38.00 U/L，γ-谷氨酰转肽酶103.00 U/L，碱性磷酸酶138.00 U/L，总胆红素63.70 μmol/L，直接胆红素57.00 μmol/L。血、尿、粪三大常规，肾功能、凝血四项、血电解质及消化道肿瘤标记物等均在正常范围内。

MRI提示胆管穿刺引流术后，肝内胆管及胆总管未见明显扩张，胆总管下端显示欠清，动脉期胆总管下段管壁似见轻度强化，肝脏大小形态可，肝内平扫及增强未见明显异常密度；胆囊无增大，胆囊壁增厚，囊腔内未见异常密度，胰腺、脾脏及双肾平扫未见明显异常，腹膜后未见明显肿大淋巴结，腹腔内未见液体密度。

采用线阵超声内镜首先经胃内扫查，胰腺实质及左肝内胆管未发现明显异常；经球部扫查时，我们追踪胆总管的过程中发现胆总管下段汇入了胰管，二者形成共同管道后进入壶腹部，提示存在胆胰管合流异常；合流异常近端的胆总管内探及一枚结石；胆囊内探及多发性结石；经降段扫查同样显示出胆胰管的走行及合流部位（视频11，图7.1~7.4）。

超声内镜检查前，肝胆外科医生依据患者病史与影像学检查结果判断患者胆总管下段肿瘤可能性较大，拟行胰十二指肠切除术。EUS检查结果排除了胆总管下段恶性肿瘤，从而改变了手术方式。术后肝胆外科医生的反馈证实了胆胰管合流异常的诊断，术中于胆总管内取出1枚结石。

视频11

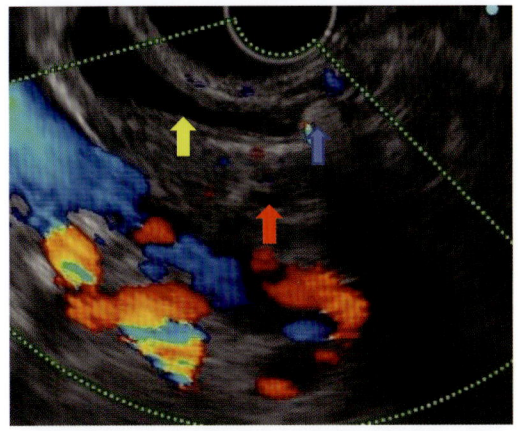

图7.1 经球部扫查靠近探头的为胆总管下段，内见一枚直径约6 mm的强回声结石，后方伴声影（蓝箭头）；胆总管（黄箭头）下方见胰管（红箭头）

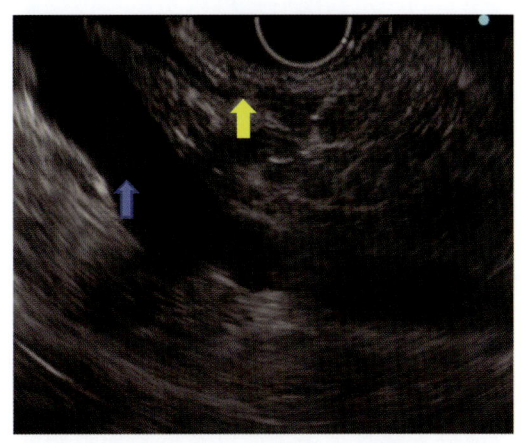

图7.2 经球部扫查显示门静脉（蓝箭头）与胆总管（黄箭头）伴行，胆总管进入胰头后变细，追踪困难

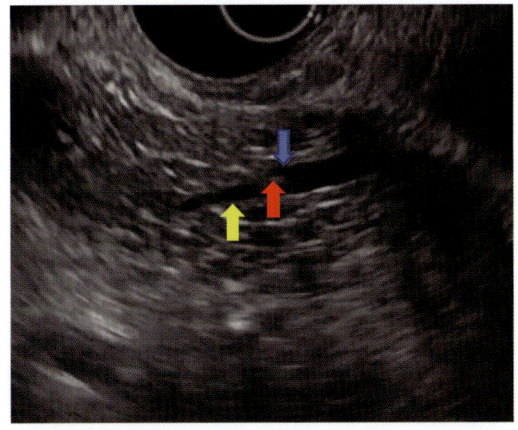

图7.3 经球部扫查显示胆总管（蓝箭头）下端汇入胰管（黄箭头），中间可见两管汇合处的隔膜（红箭头）

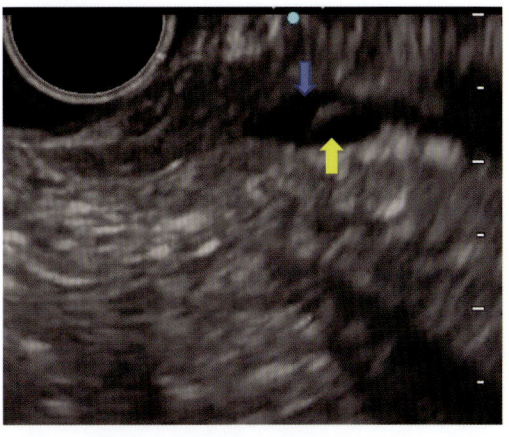

图7.4 经降段扫查胆胰管汇合处，胆总管（蓝箭头）汇入胰管（黄箭头）

二、成长体会

这一病例印证了超声内镜检查可以不依赖传统影像学而独立做出诊断的理念。以往我们对超声内镜独立做出超声影像学诊断信心不足，总认为超声内镜检查前需要CT和（或）MRI/MRCP检查的提示，以免漏诊或误诊。在几次手把手培训的过程中，我们认识到超声内镜医师在自身经验积累到一定程度后是可以不依赖传统影像学结果而独立做出超声影像诊断的。当然，这并不意味着我们可以完全不需要传统影像学诊断信息，重要的是我们在得出EUS诊断结论的时候与其他影像学结果进行对比，从中不断总结经验。

胆胰管追踪扫查的理念是我们在几次手把手培训中收获的宝贵经验，对判断胆胰管合流异常、判断胰腺囊性病变与主胰管或分支胰管是否相通以及诊断导致胆胰管狭窄或梗阻的病因是极为重要的技巧。另外，当超声内镜下发现胆胰管异常时需要高度警惕。此例中，在经球部扫查时，我们发现胆总管下段突然变细且无法顺利追踪扫查，在降段扫查壶腹部时同样只观察到了一个管状结构而无法显示正常情况下胆管和胰管末端分别走行的图像，这时就应考虑是否存在胆胰管合流异常的可能。经过反复仔细追踪胆管，最终找到了答案。

在开始练习时，胆胰管的追踪扫查可能较为困难，尤其当胆胰管无扩张时要想全程追踪扫查存在一定难度。如何掌握胆胰管的追踪扫查技巧呢？我们体会到，在平时的训练中，可以先练习追踪扫查一些主要的血管结构，例如肠系膜上静脉和上动脉、腹腔干及脾动静脉，在反复练习中锻炼手腕的控镜能力，逐步过渡到对较为纤细的胰管和肝外胆管的追踪扫查。采用线阵超声内镜经十二指肠球部扫查胆总管时，以十二指肠上角作为支撑点，顺时针旋镜及逆时针旋镜通常可完成对胆总管的全程扫查，在扫查的过程中尤其需要注意观察胆总管末端的走行及其与主胰管的关系；在降段扫查壶腹部时，同样需要注意观察胆胰管末端的走行情况。最后，在体型较瘦的患者中，经胃部扫查，同样可以观察到胆胰管的异常合流情况，从不同角度去观察往往可以获得更多的EUS影像诊断信息。

8 壶腹部探查
——EUS成长的必经之路

壶腹部的病变常常需要通过超声内镜进行辅助诊断，例如壶腹周围癌、不明原因的胆总管下段狭窄、胆胰管合流异常及壶腹部憩室等。然而，对于众多超声内镜初学者而言，壶腹部的超声探查是较为困难的。原因之一在于对采用斜视型超声内镜在十二指肠降段内的操控稳定性不足，无法有效地使超声探头贴合在十二指肠主乳头区域进行细微操作。

一、病例及诊疗经过

患者女，50岁，因"腹部不适、烧心2个月余"入院。

患者自诉1年前于外院行胃镜检查时未发现明显异常。查体无明显异常。

实验室检查如下。肝功能：谷丙转氨酶510.6 U/L，谷草转氨酶367.9 U/L，γ-谷氨酰转肽酶724.0 U/L，碱性磷酸酶526.0 U/L，总胆汁酸273.6 μmol/L，总胆红素163.2 μmol/L，直接胆红素148.8 μmol/L，血钾3.36 mmol/L。血清肿瘤标记物：糖类抗原199（CA199）75.13 U/mL，铁蛋白616.65 ng/mL，余无异常。

CT提示肝脏大小及形态可，肝实质内未见明显异常信号；肝内胆管及胆总管明显扩张，最宽约1.9 cm；胆囊增大，大小8.5 cm×3.9 cm，囊壁略增厚，囊腔内未见明显异常信号；胰腺、脾脏及双肾未见明显异常信号，腹腔未见积液征象，增强扫描未见明显异常强化（图8.1，图8.2）。

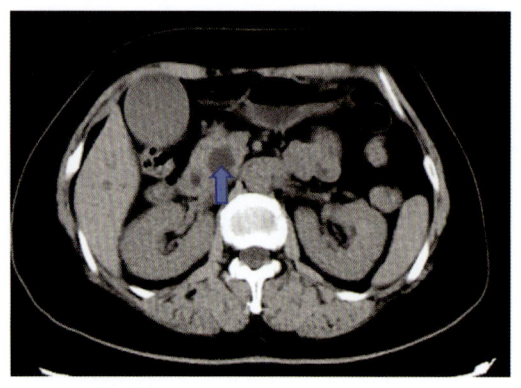

图8.1　CT示胆总管扩张（蓝箭头）

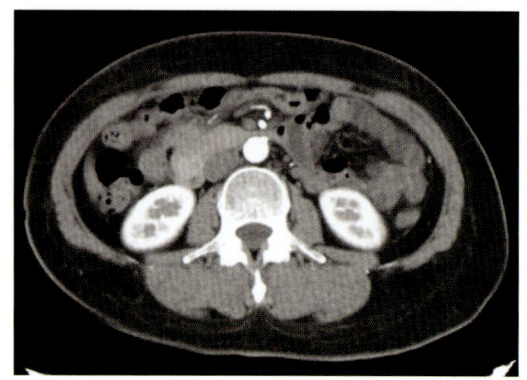

图8.2　CT示壶腹部未见明显占位

MRCP 提示：肝内胆管及胆总管不同程度扩张，胆管内未见明显充盈缺损影；主胰管未见明显扩张；胆囊增大。

胃镜检查发现十二指肠主乳头明显增大、饱满（图 8.3，图 8.4），由于直视镜下无法观察到乳头开口，故更换十二指肠镜再次进行观察。

十二指肠镜下见乳头开口周围僵硬，表面凹陷、粗糙（图 8.5），取活检 4 块，质地硬。病理回报：十二指肠乳头腺癌。

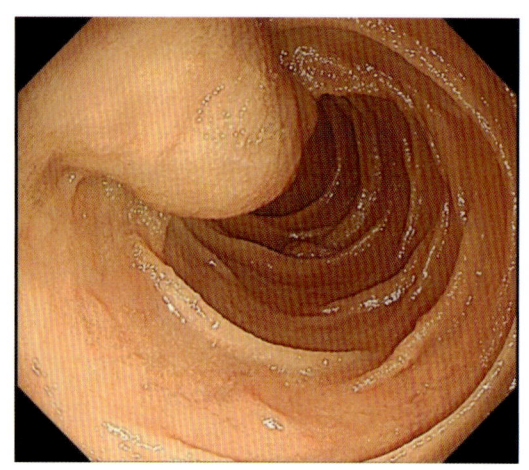

图8.3　胃镜下十二指肠主乳头

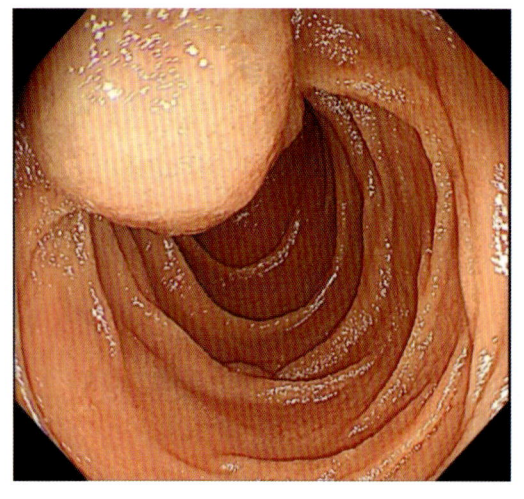

图8.4　胃镜下十二指肠主乳头

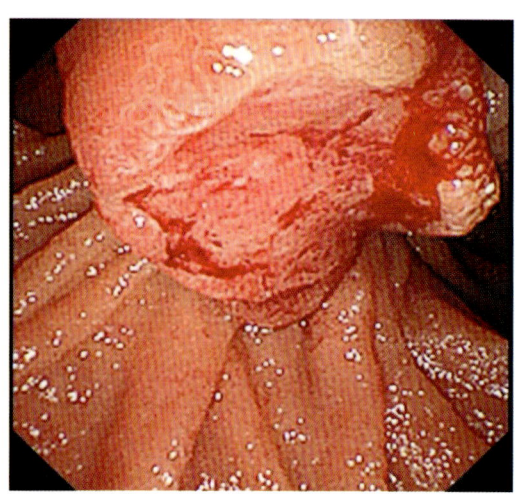

图8.5　十二指肠镜下十二指肠主乳头

视频12

采用线阵超声内镜对病变进行超声探查（视频12），于主乳头处探及一处不规则、低回声实性占位，截面大小1.5 cm×1.2 cm，病灶侵犯十二指肠肠壁及胆总管末端，未累及主胰管；胆总管、肝总管及胆囊管扩张，胆囊增大，囊腔内探及泥沙样结石回声，胆总管中段可见强回声结石影，胰管未见明显增宽；进镜至降段后于壶腹部探及一质地较硬的类圆形低回声占位，累及胆总管末端（图8.6~8.12）。

患者诊断明确后行胰十二指肠切除术。术后病理：壶腹部腺癌（中分化），体积2 cm×1.5 cm×1.2 cm，侵及十二指肠肠壁及胆总管，未侵及胰腺组织，部分脉管内查见癌栓。胰腺切除面、肝总管残端切缘、胃及十二指肠切缘未查见癌。其余胰腺组织部分区域纤维组织增生，伴少量慢性炎症细胞浸润，胰腺腺泡萎缩。胃周围送检14枚淋巴结，1枚为转移淋巴结。其余淋巴结未查见癌。

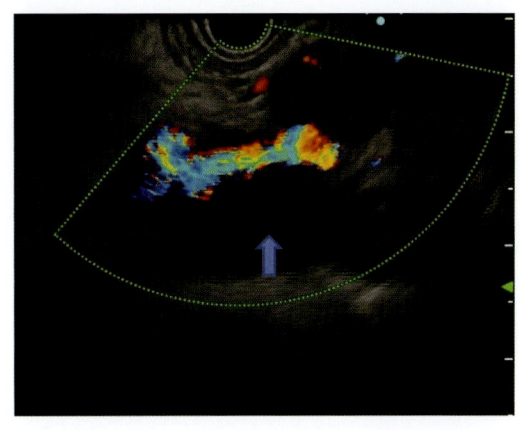

图8.6 经胃扫查扩张的胆总管。血流多普勒显示处为门静脉，其下方为扩张的胆总管（蓝箭头）

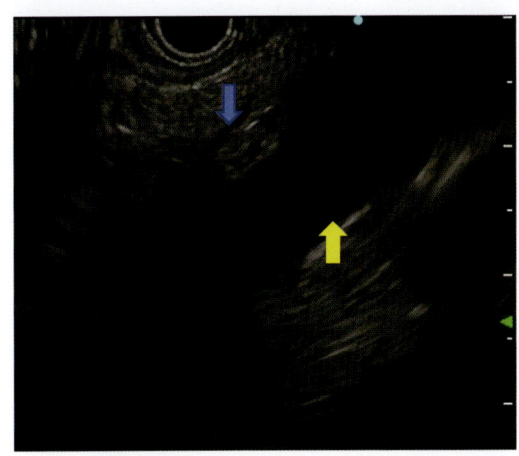

图8.7 经胃扫查胰头颈部主胰管无扩张（蓝箭头），胆总管扩张（黄箭头）

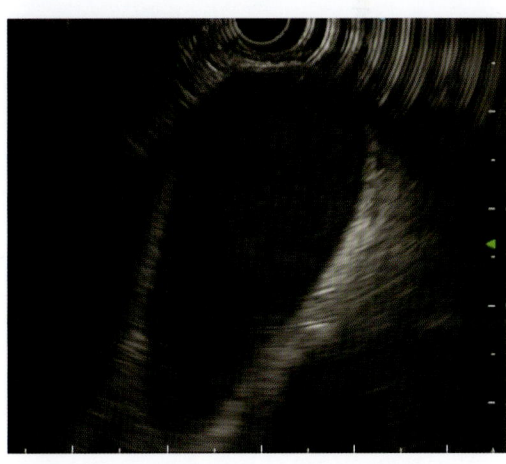

图8.8 经胃窦扫查探及增大的胆囊及其内胆泥回声

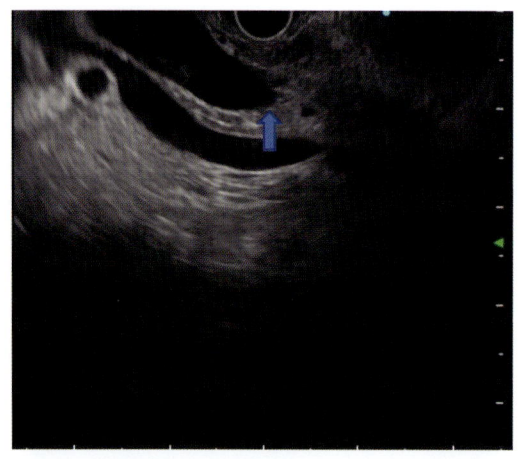
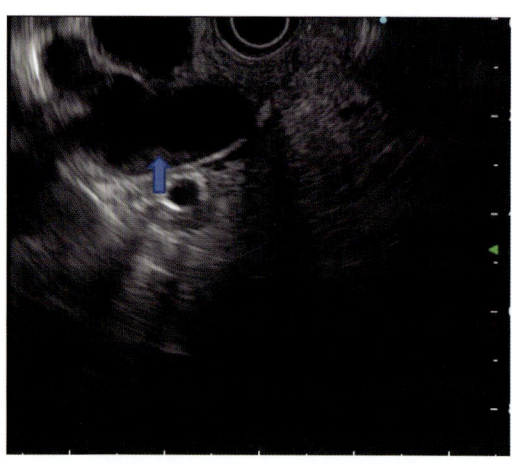

图8.9 经球部扫查胆总管胰头段。自胆总管顺时针旋镜,追踪胆总管至胆胰管汇合处,胰管未见明显增宽,胆总管下段狭窄(蓝箭头)

图8.10 经球部扫查肝总管及胆囊管汇合处。自胆总管中段继续逆时针旋镜,追踪胆总管至肝总管及胆囊管汇合处,见管内少量泥沙样结石(蓝箭头)

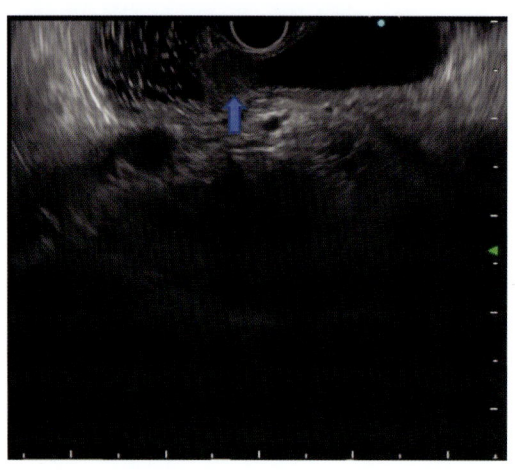
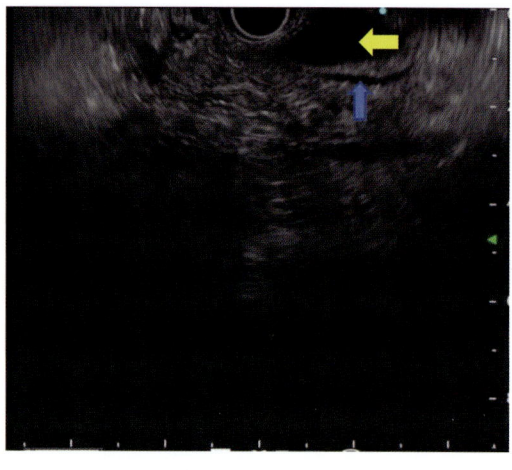

图8.11 经降段扫查胆总管末端及壶腹部。胆总管末端、壶腹部探及一类圆形低回声占位,占位突破乳头表面(蓝箭头)

图8.12 经降段扫查壶腹部胰管末端(蓝箭头)及胆总管末端(黄箭头)

二、成长体会

此例患者在入院前1个月曾因"上腹胀"至外院行胃镜检查,当时胃镜报告未提示十二指肠降段有任何异常。尽管普通胃镜无法像十二指肠侧视镜般完整地对主乳头进行观察,多数患者在接受胃镜检查时却是可以在胃镜下观察到乳头的。该病例提醒我们在日常内镜诊疗工作中,应尽可能对乳头形态进行观察和判断,若怀疑有乳头异常增大的现象则应考虑换用十二指肠侧视镜进一步观察。有时候采用透明帽也可辅助对主乳头的观察并判断乳头开口情况。我们科室要求对每例患者的十二指肠乳头进行观察，如果胃镜无法显示或显示困难，更换十二指肠镜观察。

壶腹部的良恶性病变是造成胆胰管扩张的诸多原因之一，也是超声内镜检查的适应证；除此之外，壶腹部肿瘤的分期、是否侵犯胆总管和胰管对于选择正确的治疗方式至关重要，而超声内镜恰恰在这一方面具有自身优势，可有效判断病灶是否侵犯胰腺实质、十二指肠肠壁，以及是否累及胆总管及主胰管。因而，掌握壶腹部的超声探查在超声内镜学习过程中非常重要的。

壶腹部的完整扫查需要操作者具备细腻的操作手法、娴熟的降段内控镜技巧。EUS下沿着胆总管及胰管进行全程扫查对于判断壶腹部病变很重要。在对主乳头肿瘤进行观察时，需要将探头适当抬起，甚至腔内大量注水方能判断病变整体面貌及其与肠壁的关系。因此，掌握内镜进退的技巧是有效探查壶腹部病变的前提。

对于体型较瘦的患者，采用线阵超声内镜经胃即可大致判断壶腹部的情况，对于壶腹部肿瘤而言，经胃探查还可以帮助我们判断是否存在肝脏等脏器的转移灶、腹水及异常肿大淋巴结。因此，超声内镜对壶腹部病变的探查绝非仅仅观察壶腹部。

9 胆总管微小结石
——EUS的"小路考"

超声内镜除了对胰腺微小病变具有较高的诊断敏感性以外，同样适用于扫查肝内外胆管的微小病变，包括胆管内的微小结石、泥沙样结石或早期胆管癌等。

与扫查胰腺、肝脏等实质性脏器不同的是，管腔结构的追踪对操作者技术和经验要求更高。在胆管扩张的情况下，对胆管进行扫查相对较为容易，发现胆管内的病变也并不困难。然而，在胆管无扩张甚至塌陷的情况下，追踪胆管较为困难，要想发现胆管内的微小病变，难度更大。

线阵超声内镜的扫查手法与环扫超声内镜完全不同，对肝外胆管的显示需要动态地追踪扫查方能全程显示肝外胆管，这一点对我们提出了更高的要求。经过不断练习，掌握了如何在球部及降段跟踪肝外胆管的技巧，结合组织谐波等EUS特殊影像学功能的应用，使我们对采用线阵超声内镜诊断胆总管微小病变逐渐变得自信起来。

一、病例及诊疗经过

患者男，59岁，因"上腹部剧烈疼痛5小时"收治入院。

既往无特殊病史。

实验室检查：白细胞 10.3×10^9/ L；肝功能、肾功能、肿瘤标记物、心肌酶谱及血BNP均在正常范围内。

CT提示肝脏大小形态未见明显异常，肝实质平扫未见异常密度影；肝内外胆管及胆总管未见明显扩张；胆囊体积增大，囊壁略增厚，囊腔内未见异常密度影；胰腺实质未见明显异常；腹腔未见明显积液，腹膜后未见明显肿大淋巴结。

线阵超声内镜经球部扫查（图 9.1~9.5）：胆囊内探及絮状中高回声，胆总管下段探及一处椭圆形微结石，直径约 4 mm，后方声影不明显。经十二指肠降段继续扫查，发现壶腹部胆胰管无明显扩张，扫查至胆总管下段，证实胆管腔内漂浮一颗微结石（视频13）。

视频13

9　胆总管微小结石

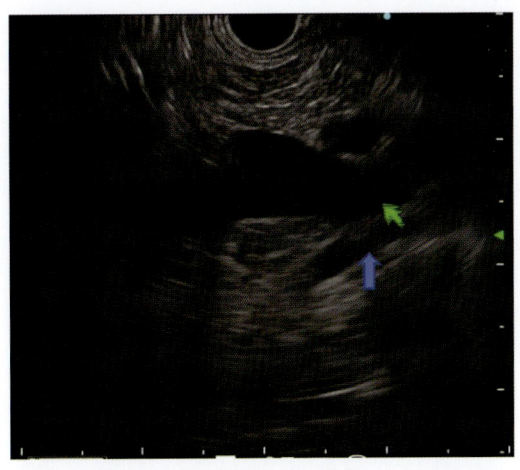

图9.1　经胃扫查显示门静脉汇合部。门静脉（绿箭头）下管状无回声结构为胆总管，胆总管无扩张（蓝箭头）

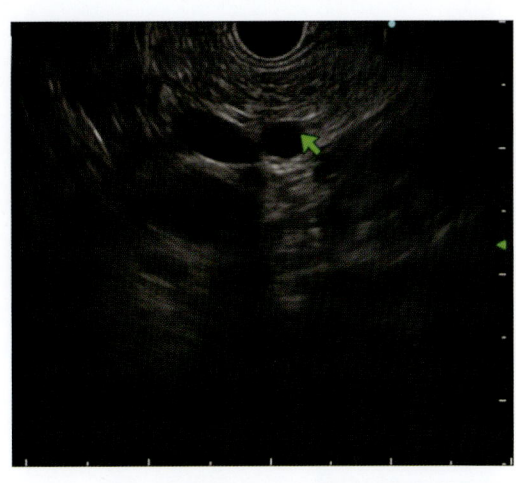

图9.2　经胃扫查胰腺体部。沿脾静脉向后扫查可显示胰体部，箭头所示为脾动脉，旁边为脾静脉

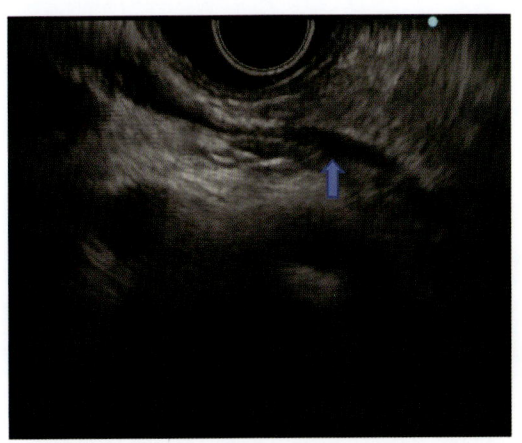

图9.3　经球部扫查显示胆总管（蓝箭头）

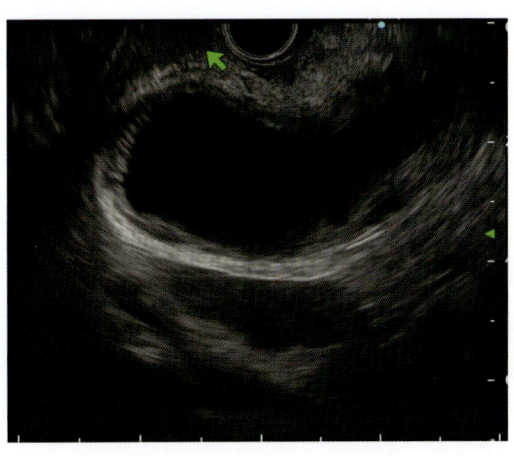

图9.4　经球部扫查显示胆囊。沿胆总管寻找胆囊管，继而追踪胆囊管找到胆囊，胆囊壁增厚、毛糙

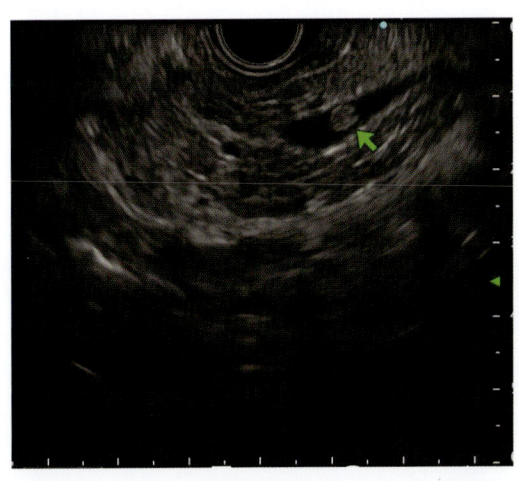

图9.5　经降段扫查发现胆总管下段一直径约4 mm的微结石（绿箭头）

超声内镜明确诊断后，患者行 ERCP 证实胆总管下段结石并顺利取出。患者术后疼痛消失，顺利出院。

二、成长体会

超声内镜对胆道扫查的优势之一在于其能发现 CT 或 MRI 无法发现的胆道微小结石。对胆道微小结石的探查要求操作者具备细腻的操作手法与技巧。胆总管结石通常表现为强回声，后方伴声影，因而在 EUS 下不难发现。泥沙样结石后方可不伴有声影，有时与胆管壁上的软组织结节较难鉴别，需要操作者掌握细腻、稳定的控镜技巧，观察结石是否随呼吸或探头压迫后出现细微运动以帮助鉴别诊断。在肝外胆管扩张的情况下，超声内镜相对较容易发现胆管内结石，但当肝外胆管无明显扩张，甚至管腔塌陷的情况下则不易发现微小的泥沙样结石。适当放大超声图像、采用组织谐波模式进行探查可减少伪影干扰，有助于更清晰地显示胆总管内的微小结石。

本例首先经胃内行 EUS 扫查，胆总管未见明显增宽，此时由于探头距离胆总管相对较远且胆总管无明显扩张，故未能发现胆总管内的微小结石。当超声探头位于球部时，探头距胆总管更近，可更清晰地显示胆总管内或胆管壁的微小病变。在探查胆总管的过程中，除了需要关注结石的存在以外，对胆总管扩张的患者还需要注意是否存在胆管或壶腹部梗阻的情况，不应只看"点"不看"面"而导致忽略了造成胆管结石的基础病变；因此，经降段对胆总管末端及壶腹部的探查亦不可或缺。

在球部探查时，胆总管与门静脉通常是伴行的，但由于每位患者十二指肠球腔形态不尽一致，探头扫查角度也不一致，故有时在球部可以很容易看见门静脉及与其伴行的胆总管，有时则仅见到门静脉并需要在找到门静脉后略微顺时针旋镜才能找到胆总管。对于胆总管无扩张的患者，若球囊充盈过度或探头压迫管壁太紧，则可使胆总管被压瘪，反而不易寻找或追踪胆总管。因此，经球部寻找胆总管时，球囊不宜充盈得过大，压迫球部管壁不宜过紧。找到胆总管后，可以通过逆时针或顺时针旋镜，分别追踪胆总管上段、胆囊管、肝总管及胆总管下段、胰管。本例中的视频主要显示了经球部如何追踪、扫查胆总管及胆囊管，在降段如何追踪扫查胆总管。

超声内镜引导下细针穿刺抽吸/活检术

超声内镜引导下细针穿刺抽吸/活检术（EUS-FNA/B）是在超声内镜引导下通过内镜管道穿刺入目标组织以获取目标的细胞和组织用于病理学等检查的方法。

一、适应证

1. 对于性质不明的胰腺实性占位性病变，不可切除病变行放化疗前，或潜在可切除病变行新辅助放化疗前，推荐行EUS-FNA/B。

2. 对于经CT、MRI或EUS等检查不能确定性质的胰腺囊性病变，当EUS-FNA/B可能改变治疗策略时，推荐行EUS-FNA/B。

3. EUS-FNA/B可用于长径≥2 cm需要手术切除但具有高手术切除风险，或不能切除的消化道上皮下肿瘤的鉴别诊断。

4. 对于消化道毗邻组织中性质不明的占位性病变或淋巴结肿大，当EUS-FNA/B可能影响治疗策略时，或对于消化道管壁增厚性病变反复内镜下活检阴性时，推荐行EUS-FNA/B以获取病理诊断。

二、禁忌证

1. EUS-FNA/B的禁忌证包括因严重心肺脑疾患不能耐受操作、严重精神疾患不能配合、口咽部及食管急性损伤内镜穿孔风险极大或有严重出血倾向的患者。

2. 由于可能引起严重感染，除非高度怀疑恶性可能，否则不建议对纵隔囊性病变常规行EUS-FNA/B。

三、穿刺针粗细选择

不同粗细的穿刺针对实性病变或淋巴结穿刺的诊断准确率无统计学差异。在穿刺针的选择上，应综合考虑病变的解剖学部位和类型、标本倾向的处理方式及操作者经验。

穿刺针包括19G、22G和25G。目前在临床应用最广泛的是22G穿刺针，其灵活性和超声下可视性均较好，可以获得足量的细胞学或组织学样本，同时不增加操作并发症风险。25G 穿刺针与 22G 穿刺针对于胰腺实性病变的诊断准确率和特异度无统计学差异。

与 22G 和 25G 穿刺针相比，19G 穿刺针在组织获取方面有一定优势，但标本血污染率高，而且 19G 穿刺针较硬，灵活度较差，对于胰头部及钩突病变需要经十二指肠穿刺时操作困难，技术失败率更高。

对于胰腺钩突部病变，25G 穿刺针的诊断准确率最高，而对于胰腺体尾部病变，3 种针型之间无统计学差异。

四、FNA 与 FNB 穿刺针选择

1. 对于实性病变或淋巴结的常规 EUS 引导下穿刺，FNA 穿刺针与 FNB 穿刺针同等推荐。

2. 当初始目标为获取组织标本时，推荐 FNB 穿刺针。

3. 对于囊性病变的常规 EUS 引导下穿刺，推荐 FNA 穿刺针。

五、穿刺针数

如果无法提供快速现场评估（ROSE），通常情况下，推荐对胰腺实性占位性病变行 FNA 至少穿刺 3~4 针，行 FNB 穿刺 2~3 针，对胰腺囊性病变行 FNA 穿刺 1 针，对肝脏或淋巴结行 FNA 或 FNB 均穿刺 2~3 针。

六、吸引方式选择

对实性病变或淋巴结进行穿刺时使用不同的吸引方式在样本获取率上无统计学差异，建议根据穿刺针类型、病变部位、病变类型及血供特点、标本倾向的处理方式以及操作者经验综合决定。

目前临床上行 EUS-FNA/B 时常用的负压吸引方式包括标准负压（10 mL 或 20 mL 负压）、高负压（50 mL 负压）、低负压（5 mL 负压）、微负压（在病灶内重复抽提穿刺针动作的同时缓慢移出针芯）和湿抽法（穿刺针内充满生理盐水后接 10~20 mL 负压）等。在穿刺过程中使用负压抽吸可能增加样本获得率，但同时可能增加穿刺标本血污染概率，影响细胞学诊断。

七、标本处理

从穿刺针中推出标本可以使用针芯、注入空气或生理盐水冲洗。标本的处理根据所采用的检测项目而有所差异。

直接涂片是把针道内物质直接推送到玻片上，后均匀、薄薄地推在玻片上，涂片可以晾干或使用 95% 乙醇固定浸泡 30 min 后染色。

对于液基细胞检测，样本应保存在装有相应的固定液或运送液介质的小瓶内。

对于细胞团或组织条块通常应浸入福尔马林中固定，福尔马林体积应为组织块总体积的 5~10 倍，固定时间为室温下 3~24 h，最长不超过 48 h。

八、穿刺步骤

1. EUS 显示病变，选择合适的穿刺位置。

2. 将穿刺针缩回外鞘并锁定，将针连

同外鞘插入超声内镜工作管道,穿刺针手柄固定于内镜工作管道外口。

3. 解除手柄上的锁,推进穿刺针直至在声像图上见到抵住消化道壁的针尖。在声像图上针尖显示为线状强回声,并可有金属产生的"彗星尾"。彩色多普勒确认穿刺线上没有血管。

4. 后退针芯约 1 cm。

5. 测量外鞘尖端至穿刺物远端的距离,根据距离固定限位器。

6. 在超声引导下将穿刺针刺入目标,再次调整限位器。

7. 拔出针芯。

8. 连接已准备好的负压注射器,打开负压阀。在 EUS 的监视下,保持针尖在病灶中,来回提插 10~20 次。为了提高穿刺阳性率,在提插操作中每次进针时稍微更改穿刺方向,使穿刺路径在病变内形成扇形。

9. 每针结束后,缓慢释放负压,将限位器归 0,拔出穿刺针。

10. 对组织进行处理,根据用于组织学评估还是细胞学评估选择相应的处理方法。观察取材量,决定是否重复操作和重复操作时在组织内提插的次数,原则上应重复 2~3 次操作。如有快速现场病理评估的帮助,可判断取材是否充足,增加穿刺准确性。

11. 穿刺结束后在 EUS 及白光内镜上确认穿刺部位出血情况。

12. 术后需密切观察患者是否有并发症发生(出血、穿孔、胰腺炎和感染等)。

参考文献

[1] 中国医师协会超声内镜专家委员会.中国内镜超声引导下细针穿刺抽吸/活检术应用指南(2021,上海)[J].中华消化内镜杂志,2021,38(5):337-360.

[2] 孙思予.电子内镜超声诊断及介入技术[M].4版.北京:人民卫生出版社,2018.

IgG4相关性胰腺炎
——一针辨良恶

一、病例及诊疗经过

患者男，66岁，因"食欲减退伴体重进行性下降1个月"入院。

实验室检查如下。肝功能：谷丙转氨酶 81.80 U/L，谷草转氨酶 43.30 U/L，γ-谷氨酰转肽酶 343.00 U/L，碱性磷酸酶 558.00 U/L，总胆红素 66.60 μmol/L，直接胆红素 58.90 μmol/L。血清肿瘤标志物：糖类抗原199（CA199）328.00 U/mL，治疗后 CA199 39.16U/mL。

MRI 提示胆总管胰腺段管腔明显变窄，其以上胆总管及肝外胆管扩张，胰头部略饱满，胰管轻度扩张（图11.1）。

超声内镜（视频14）：胰头钩突探及

视频14

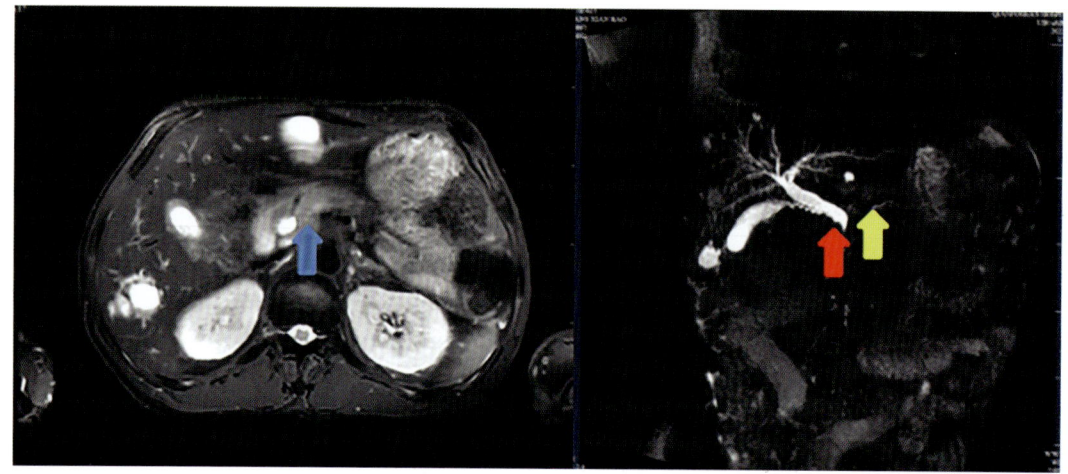

图11.1 MRI示胆总管胰腺段管腔明显变窄（蓝箭头），其以上胆总管及肝外胆管扩张（红箭头），胰头部略饱满，胰管轻度扩张（黄箭头）

一处低回声占位,最长径约30 mm(图11.2),内部无血流信号(图11.3),弹性成像质地硬(图11.4),六氟微泡造影示动脉期及静脉期呈低增强(图11.5)。胆总管至胰腺段突然截断,其上胆总管明显扩张,宽约13 mm,胆总管壁弥漫增厚,最厚处约2 mm,胆管腔内未探及异常回声(图11.6~11.8)。腹腔干、肠系膜上动脉根部、肝胃韧带、肝门部、脾门未探及明显异常肿大淋巴结。

穿刺过程:在EUS及血流多普勒引导下,避开血管,以Olmpus EZ Shot 3 Plus 22G穿刺针经十二指肠降段对胰头钩突进行穿刺1次(图11.9),经十二指肠球部对胰头钩突进行穿刺2次(图11.10),5 mL负压,标本行涂片10张送细胞学检查,获得满意组织条,送组织病理学检查。

穿刺病理:细胞学,见少量上皮细胞及炎性细胞,部分上皮细胞轻度不典型增生。组织学,符合自身免疫性胰腺炎,考虑IgG4相关胰腺炎(图11.11)。免疫组化,CD38(部分+)、CD138(部分+)、IgG(+)、IgG4约10个/高倍镜视野(HPF)、IgG4/IgG约40%。

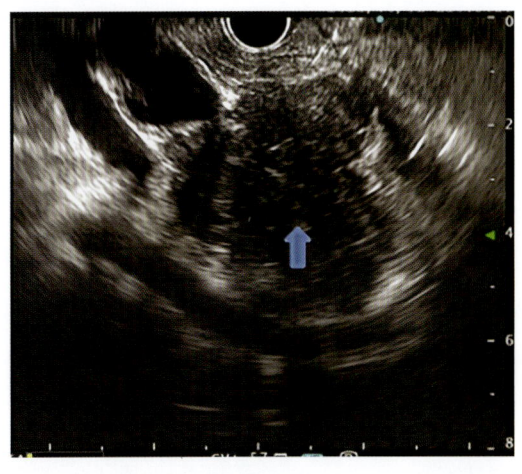

图11.2 经球部扫查示胰头钩突探及一处低回声占位,最长径约30 mm(蓝箭头)

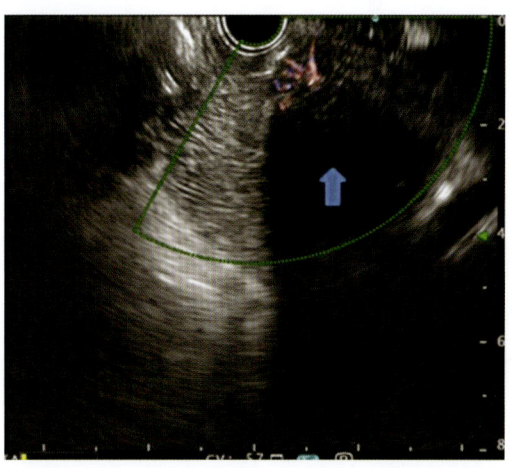

图11.3 经降段扫查显示病变内部无血流信号(蓝箭头)

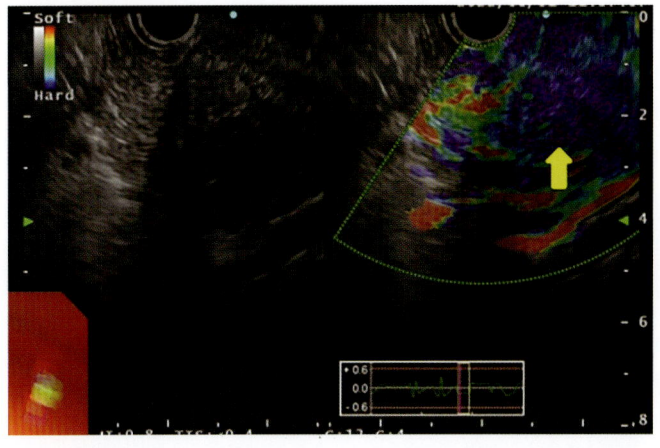

图11.4 经降段扫查示病变弹性成像以蓝色为主,提示质地硬(黄箭头)

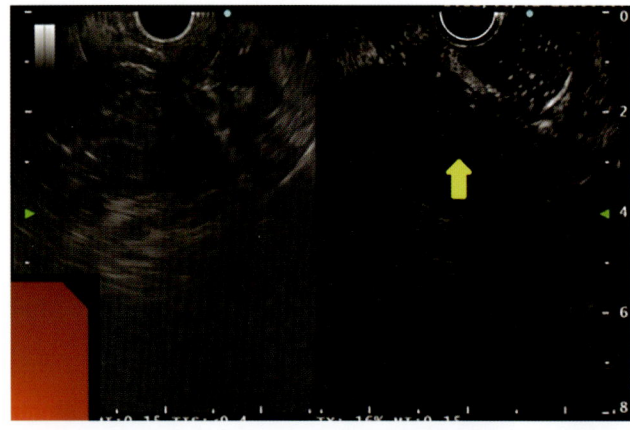

图11.5 经降段谐波造影增强超声内镜示病变动脉期（黄箭头）

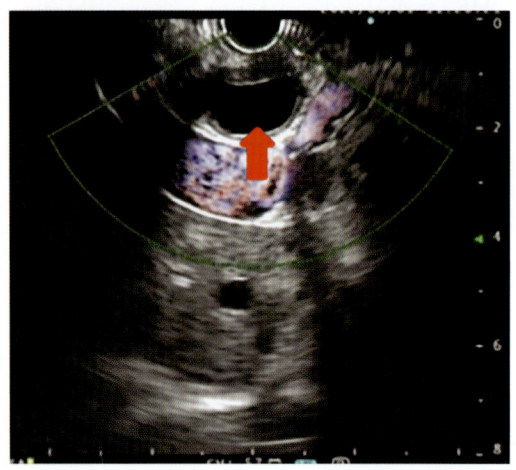

图11.6 经球部扫查示胆总管至胰腺段突然截断，其上胆总管明显扩张（红箭头），胆总管壁弥漫增厚，胆管腔内未探及异常回声

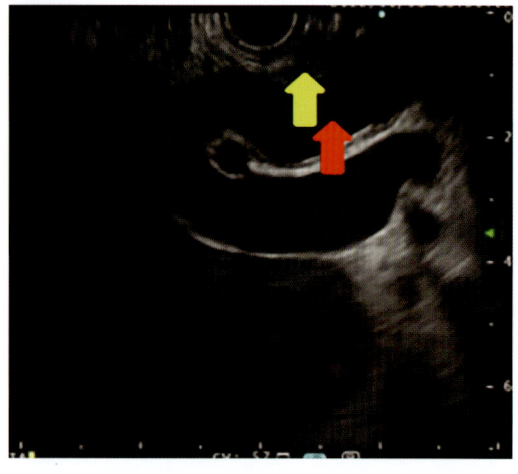

图11.7 经球部扫查示胆总管至胰腺段突然截断，其上胆总管明显扩张（红箭头），胆总管壁弥漫增厚（黄箭头），胆管腔内未探及异常回声

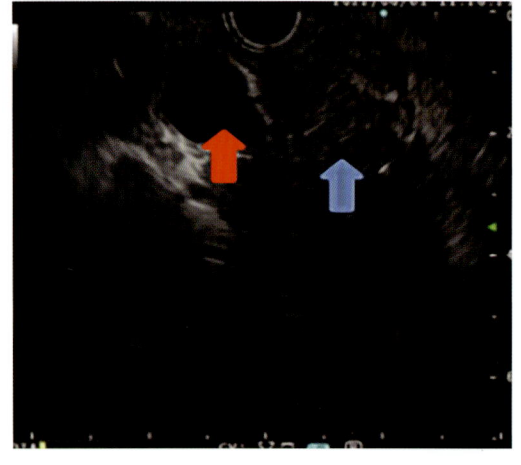

图11.8 经球部扫查示胆总管至胰腺段突然截断，其上胆总管明显扩张（红箭头），胆总管壁弥漫增厚，胆管腔内未探及异常回声（蓝箭头所指为病变）

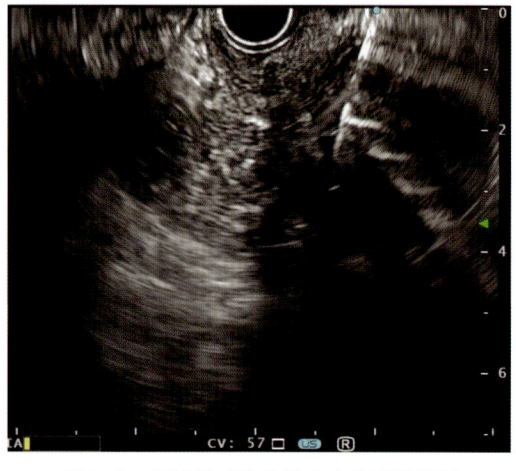

图11.9 经降段对胰头钩突占位进行穿刺

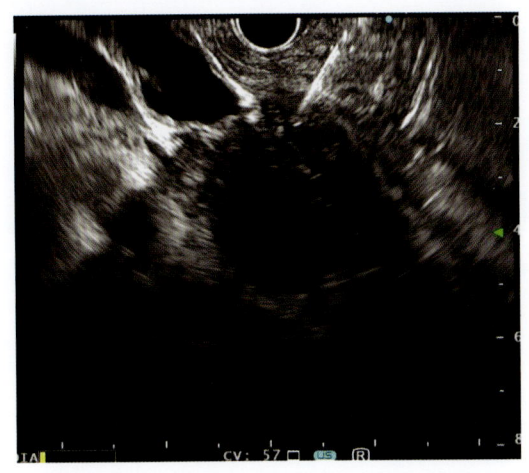

图11.10 经球部对胰头钩突占位进行穿刺

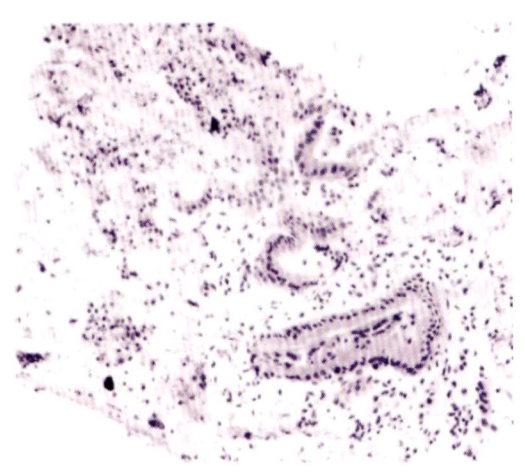

图11.11 穿刺病理组织学

二、成长体会

自身免疫性胰腺炎（AIP）主要特征是胰腺纤维炎症，是特殊类型的慢性胰腺炎。主要有2种分型：Ⅰ型为淋巴浆细胞硬化性胰腺炎，是IgG4相关性疾病的胰腺炎表现；Ⅱ型为特发性导管中心型胰腺炎。我国Ⅰ型常见。AIP的经典EUS表现为胰腺弥漫性肿大伴有实质的不均一片状低回声。只有不足60%的患者有典型表现。肿块型AIP，特别是在胰头部的肿块型AIP与胰腺癌鉴别非常困难。FNA获取的小样本用于细胞学评估，而大多数不能保留完整组织结构，因此不主张应用FNA诊断AIP，确诊依靠EUS-FNB，所以穿刺尽量获取较多组织进行组织学评估非常重要。针对此病例，我们应用了奥林巴斯带凹槽的穿刺针，凹槽可以锚住组织，利于获取更多的样本。由于组织条非常多，所以通过免疫组化就可以明确诊断，让患者避免手术。穿刺完成后，建议患者检测血IgG4，结果升高2倍以上，也证实了AIP的诊断。

胰腺癌肝转移
——一次确诊多脏器病变

一、病例及诊疗经过

患者男，55岁，因"发现肝脏占位4天"入院。

实验室检查如下。肝功正常；血清肿瘤标志物：癌胚抗原（CEA）13.74 ng/mL，甲胎蛋白（AFP）2.95 ng/mL，糖类抗原199（CA199）>12 000.00 U/mL，糖类抗原724（CA724）5.31 U/mL。

腹部强化CT：胰体尾部不规则占位，肝脏内可见转移灶（图12.1）。

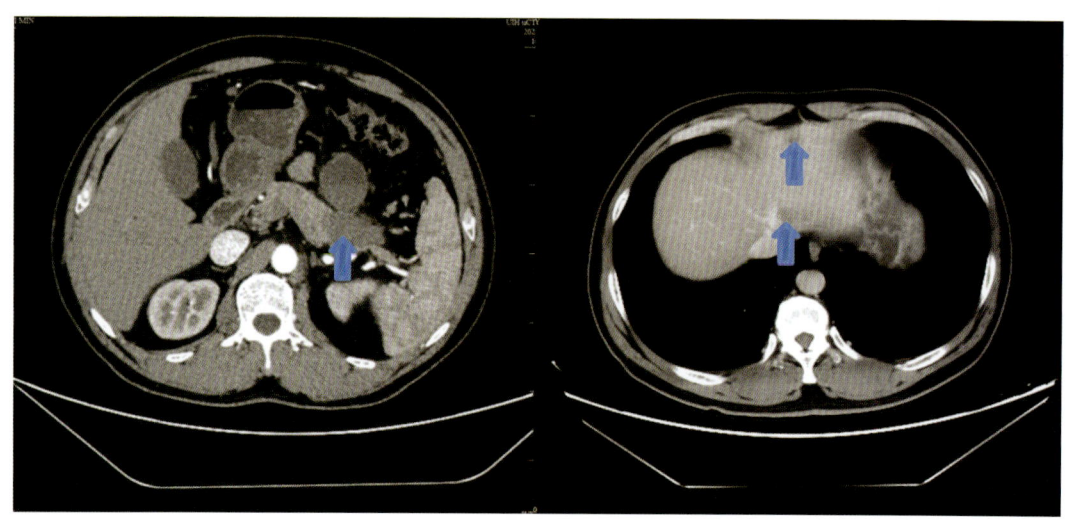

图12.1　CT示胰体尾部不规则占位，肝脏内可见转移灶（蓝箭头）

超声内镜（视频15）：左肝S1、S2及S3段可见3处类圆形低回声占位，直径5~20 mm，内部血流信号欠丰富（图12.2，图12.3）。弹性成像示病变质地较硬（图12.4），六氟微泡造影示病变呈低增强（图12.5）。胰体尾部见一不规则囊实性低回声占位，测量大小约30.9 mm×36.8 mm（图12.6），累及脾动静脉（图12.7，图12.8），内部血流信号欠丰富（图12.9），弹性成像示病变质地较硬（图12.10），六氟微泡造影示病变呈低增强（图12.11）。肠系膜上动脉及腹腔干未见明显累及；胰管未见明显增宽；胆总管未见明显异常，胆囊未见异常。

视频15

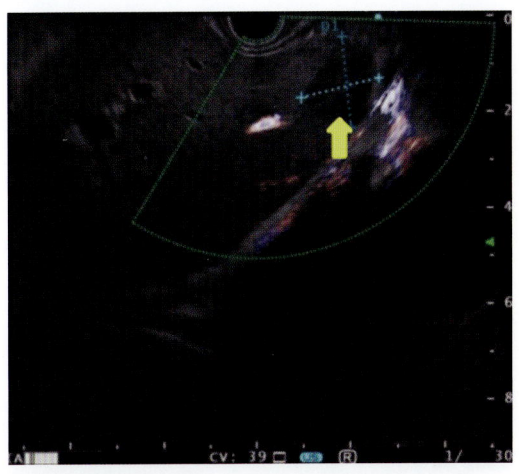

图12.2　经胃扫查示肝脏占位呈类圆形低回声灶，内部血流信号欠丰富（黄箭头）

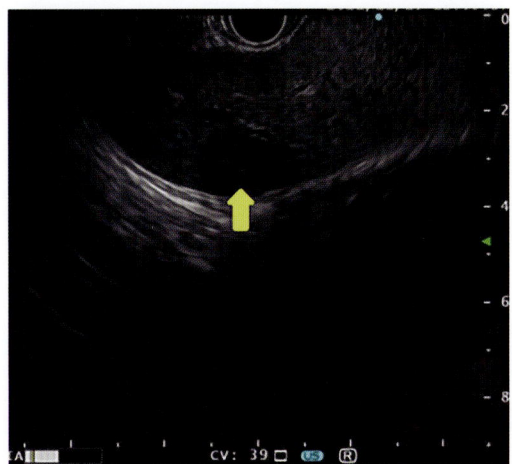

图12.3　经胃扫查示肝脏占位呈类圆形低回声灶，内部血流信号欠丰富（黄箭头）

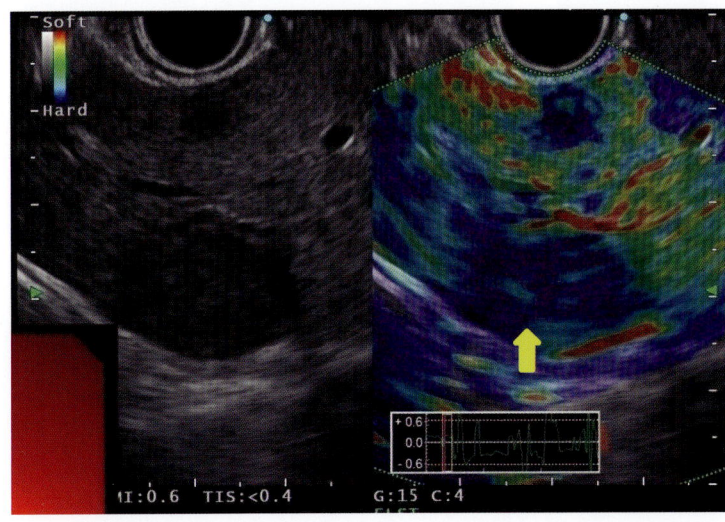

图12.4　经胃扫查示肝脏占位弹性成像中病变以蓝色为主（黄箭头），提示质地较硬

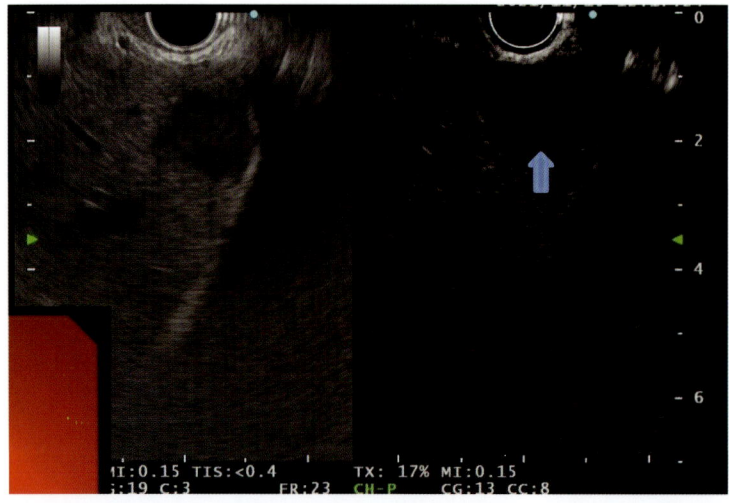

图12.5 经胃谐波造影增强超声内镜示肝脏占位呈低增强状态（蓝箭头）

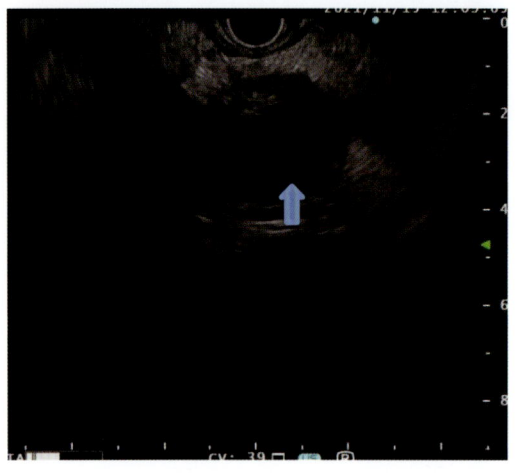

图12.6 经胃扫查胰体尾部见一不规则囊实性低回声占位（蓝箭头）

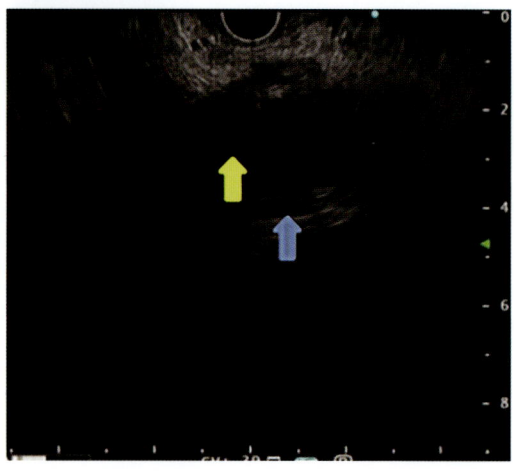

图12.7 经胃扫查胰体尾部病变（黄箭头）累及脾血管（蓝箭头）

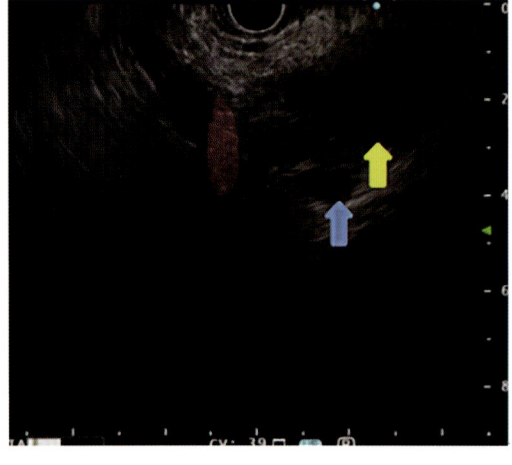

图12.8 经胃扫查胰体尾部病变（黄箭头）累及脾血管（蓝箭头）

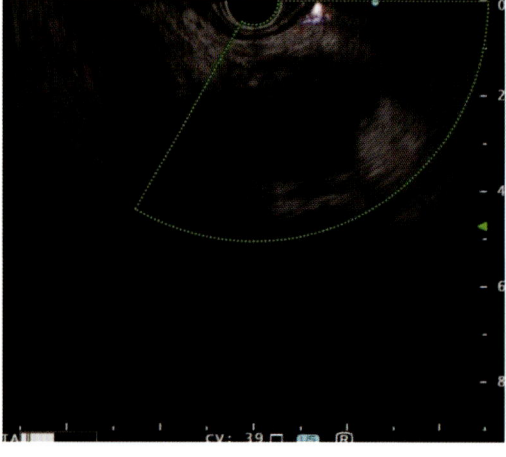

图12.9 经胃彩色多普勒显示胰腺病变内部乏血流信号

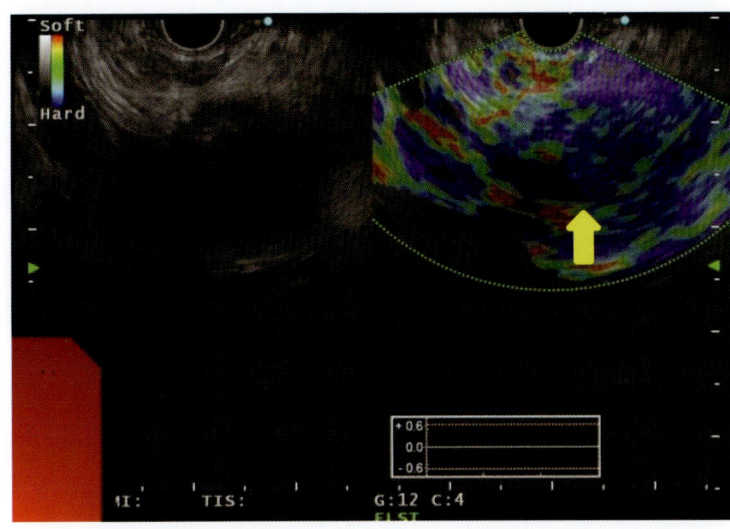

图12.10　经胃弹性成像胰腺病变以蓝色为主（黄箭头），提示质地较硬

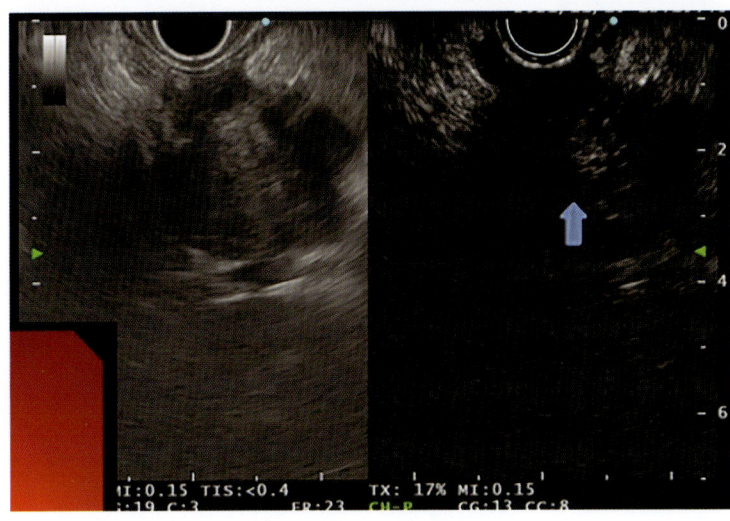

图12.11　经胃谐波造影增强超声内镜示胰腺病变呈低增强状态（蓝箭头所指为病变）

穿刺过程：以 Olmpus EZ Shot 3 Plus 22G 穿刺针经胃壁避开血管，对胰腺占位进行穿刺（图12.12），5 mL 负压，共穿刺 3 针，获得满意组织条送病理；细胞学涂片送细胞学检查。经胃壁避开血管，对肝脏占位进行穿刺（图12.13），5 mL 负压，共穿刺 2 针，获得满意组织条送病理，细胞学涂片送细胞学检查；穿刺点未见活动性出血，退镜。

穿刺病理：胰腺、肝脏穿刺细胞学均见癌细胞（腺型）。组织学：（胰腺）符合导管腺癌（图12.14）；（肝脏）少量癌细胞（腺型）（图12.15）。

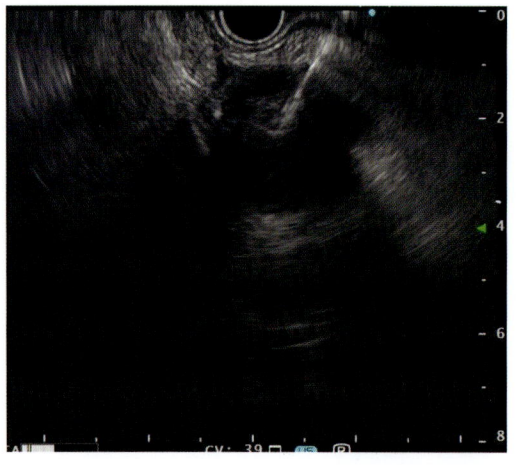

图12.12　经胃对胰尾部占位进行穿刺

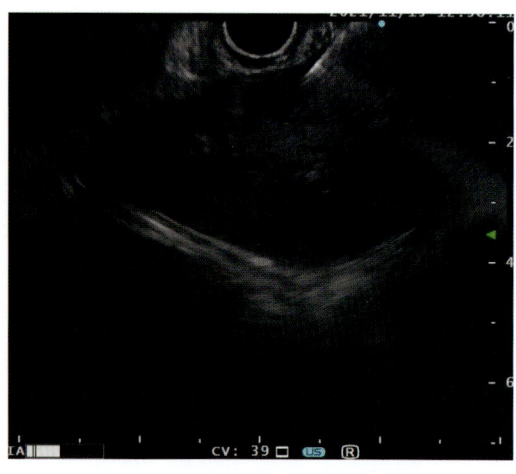

图12.13　经胃对肝脏占位进行穿刺

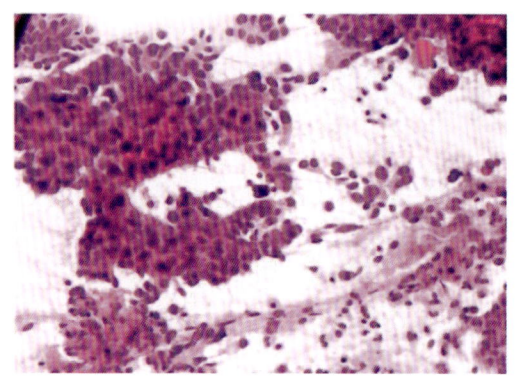

图12.14　胰腺穿刺细胞学

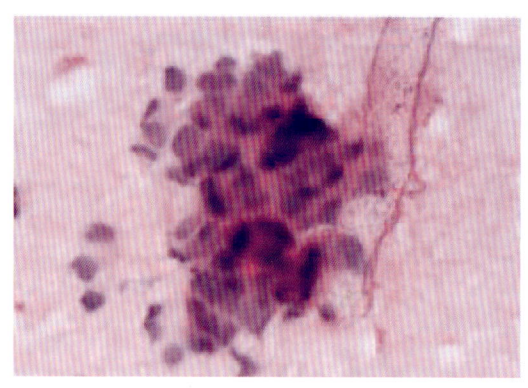

图12.15　肝脏穿刺细胞学

二、成长体会

此例患者超声内镜扫查时考虑胰腺癌肝转移，穿刺目的是为下一步化疗提供依据。但穿刺就涉及原发灶、转移灶的穿刺顺序问题。《中国内镜超声引导下细针穿刺抽吸/活检术应用指南》（2021，上海）推荐：对于可疑远处转移和（或）淋巴结转移，按照可疑远处转移灶—淋巴结—原发灶的顺序依次进行穿刺。

我们在术前谈话时患者家属要求穿刺不同部位时更换穿刺针，所以此例病例我们在原发灶及可疑肝转移灶穿刺时各使用1根穿刺针，无所谓先后问题。考虑到肝脏组织比较脆，靠近穿刺路径的转移灶比较小，我们选择的是22G不带凹槽的穿刺针，减小对肝脏的损伤。对于比较小的病变，可以选择两步法进行穿刺，首先穿刺入肝脏，再微调针的方向，快速刺入病变。肝脏穿刺时应避免穿刺及抽插次数过多引起肝脏损伤。

13 胆总管癌穿刺
——一针定乾坤

一、病例及诊疗经过

患者男，41岁，因"腹痛、黄疸8天"入院。

实验室检查如下。肝功能：谷丙转氨酶267.50 U/L，谷草转氨酶60.80 U/L，γ-谷氨酰转肽酶533.00 U/L，碱性磷酸酶190.00 U/L，总胆红素153.40 μmol/L，直接胆红素138.00 μmol/L。血清肿瘤标志物：糖类抗原199（CA199）46.24 U/mL。

MRI+MRCP：胆总管偏中下段可见一结节状长T1（图13.1.a）、稍长T2信号（图13.1.b），截面约1.1 cm×1.4 cm，弥散加权成像（DWI）呈高信号（图13.1.c）。MRCP：肝内、外胆管及胆总管上段明显扩张；主胰管未见明显扩张（图13.1.d）。符合胆总管中下段胆管癌并胆系扩张表现。

超声内镜：胰腺回声均质，胰管未见明显增宽。胆总管上段略扩张，胆总管中段可见低回声占位，内部乏血流（图13.2），弹性成像质地偏硬（图13.3），六氟微泡造影示中等增强（图13.4），测量长径约20 mm，胆总管下段变细。考虑胆总管恶性肿瘤可能性大。

但考虑胰十二指肠切除术创伤较大，与家属充分沟通后决定行术前活检明确诊断。由于ERCP并发症和胆管感染的发生，美国国立综合癌症网络（national comprehensive cancer network，NCCN）最新版临床实践指南未推荐其应用于肝外胆管癌的诊断，且该病例中肿瘤位于胆管远端，为实性团块，占据全部管腔，胆瘘风险不高。因此，经多学科诊疗（MDT）讨论后决定对该患者行EUS-FNA/B。

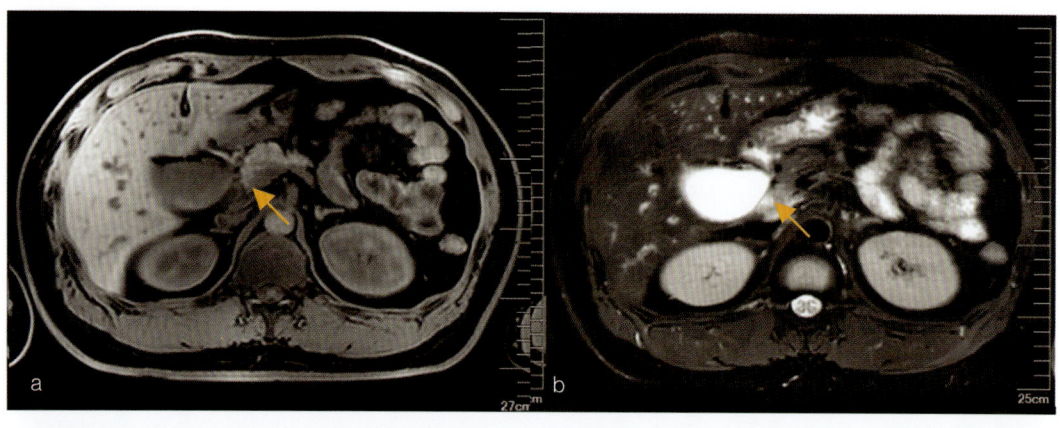

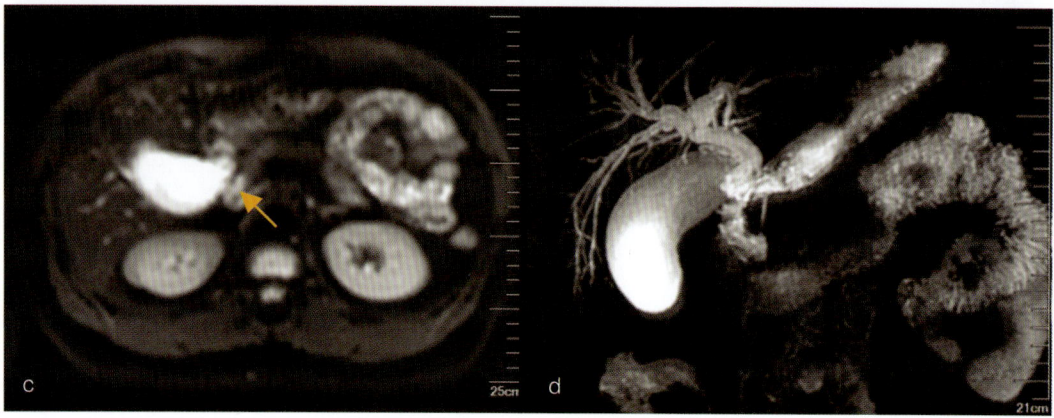

图13.1　MRI+MRCP。a. T1像：胆总管偏中下段可见一结节状长T1信号（黄箭头）。b. T2像：胆总管偏中下段稍长T2信号（黄箭头）。c. DWI：胆总管偏中下段高信号（黄箭头）。d. MRCP：肝内、外胆管及胆总管上段明显扩张；主胰管未见明显扩张

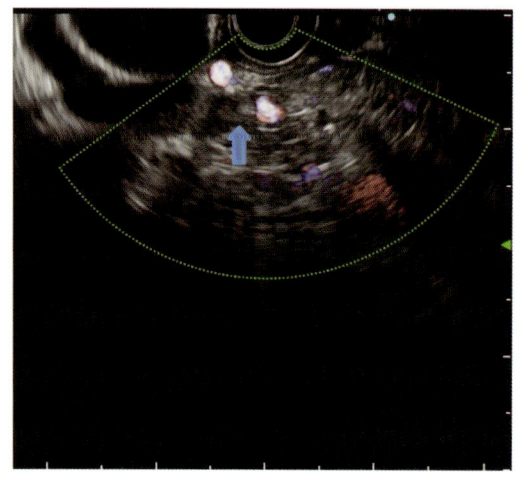

图13.2　经球部扫查胆总管中段可见低回声占位，内部乏血流（蓝箭头）

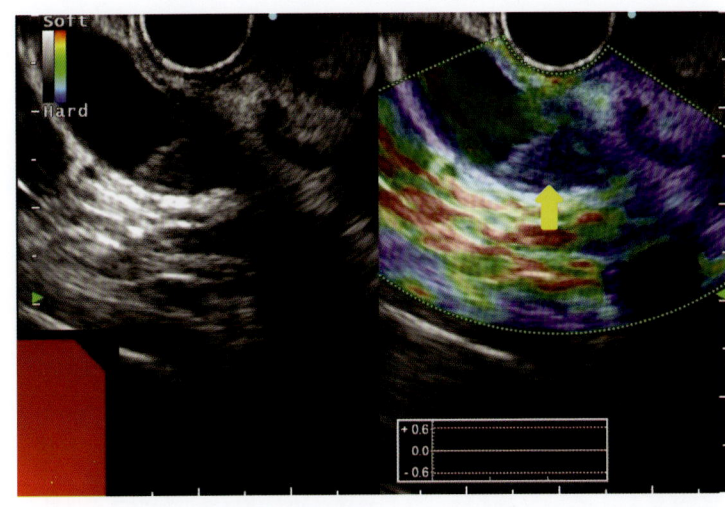

图13.3 经球部扫查弹性成像质地偏硬（黄箭头）

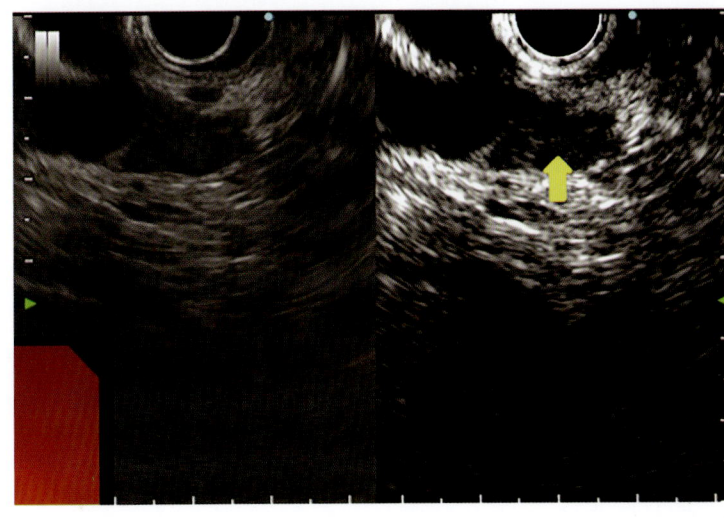

图13.4 经球部谐波造影增强超声内镜示病变呈中等增强（黄箭头）

穿刺过程：在EUS及血流多普勒引导下，避开血管，以Olympus EZ Shot 3 Plus 22G穿刺针经十二指肠球部对胆总管进行穿刺2次（图13.5），5 mL负压，涂片2张送细胞学检查，获得满意组织条，送组织病理学检查。术后再次进入十二指肠，见穿刺部位少量出血，球囊压迫后观察出血停止后退镜（视频16）。术后患者无腹痛、发热等不适，血常规示白细胞一过性轻度升高（10.38×10^9/L），其余化验指标正常。

穿刺病理：细胞学，查见少量癌细胞（倾向腺癌）。组织学，（胆管）纤维蛋白渗出物中查见少许异型腺体，倾向腺癌（图13.6）。依据此活检病理，进一步行

视频16

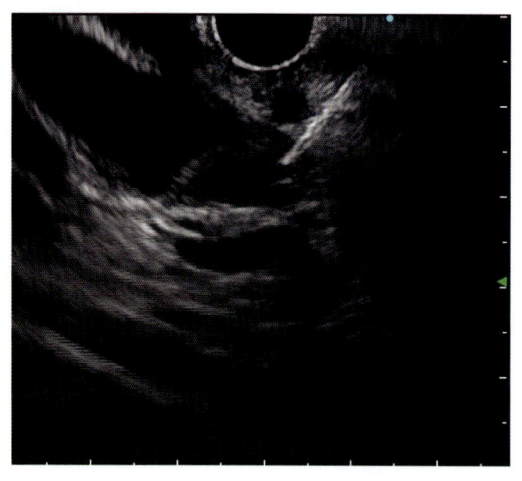

图13.5 经球部对胆总管进行穿刺

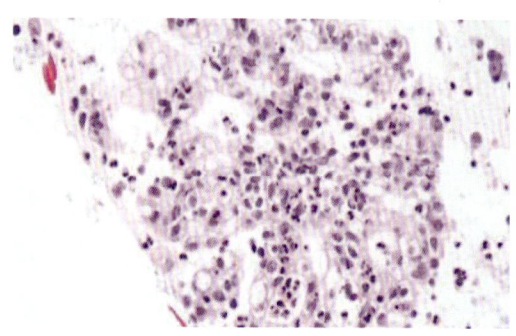

图13.6 穿刺病理：纤维蛋白渗出物中查见少许异型腺体，倾向腺癌

腹腔镜下胰十二指肠切除术，术中未见胆汁渗漏，手术顺利。最终手术病理：胆总管腺癌，未累及胆管切缘、胰腺切缘、胃肠切缘及十二指肠切缘。

二、成长体会

以往对胆总管占位的穿刺心怀畏惧，担心穿刺部位发生胆瘘风险，但是像这种胆总管病变累及整个胆管腔，胆管腔实性化后穿刺风险就相对小了。

下段胆总管内的低回声占位不只是胆管癌，还有可能是其他良性疾病，如胆总管末端括约肌纤维肌瘤性增生等。胆管癌及括约肌增生在超声内镜及影像学下的表现相似，很难区分，容易误诊。部分胆总管下段括约肌增生的患者被误诊后接受胰十二指肠手术，创伤非常大。所以遇到胆总管低回声占位病变，应充分衡量患者的获益，或是进行MDT讨论后，可必要时行细针穿刺明确诊断。穿刺时，尽可能选择显影好、操控性好的针；而且穿刺针尽量在病变实性区域内穿刺，避免胆瘘。穿刺时要测量一下穿刺长度，将穿刺针出针长度锁定，一是避免穿透胆管对侧壁；二是胆管比较韧，利用快速进针至固定锁位置发生剧烈碰撞产生的瞬间巨大力量，使穿刺针更容易进入病变。

14 胰腺钩突占位
——一针明确转移瘤还是原发病

一、病例及诊疗经过

患者男，57岁，2年前行胸腔镜右肺上叶切除+纵隔淋巴结清扫术，术后病理：（右上叶）浸润性腺癌；（右肺中叶）腺癌结节，倾向肺内播散灶；病理分期 $pT_3N_0M_0$。术后予"培美曲塞 0.8 g d1+顺铂 40 mg d1-3"化疗4周期，术后多次复查病情稳定。

CT：提示胰头钩突占位（图14.1）。

超声内镜（视频17）：胰腺钩突部见一直径约15 mm 的类圆形低回声占位，边界清晰，少量血流信号（图14.2），弹性成像示质地较硬（图14.3），六氟微泡造影示病变动脉期高增强，静脉期低增强（图14.4），病变处胰管显示不清；病变远端胰管增宽，约3.4 mm（图14.5）；胆总管及肝总管、胆囊管未见明显增宽。腹腔干、肠系膜上动脉根部、肝胃韧带、肝门部、脾门未探及明显异常肿大淋巴结。

视频17

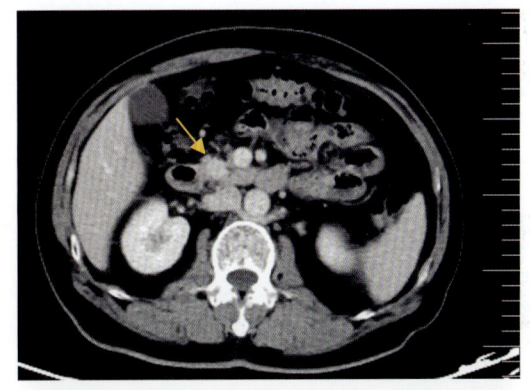

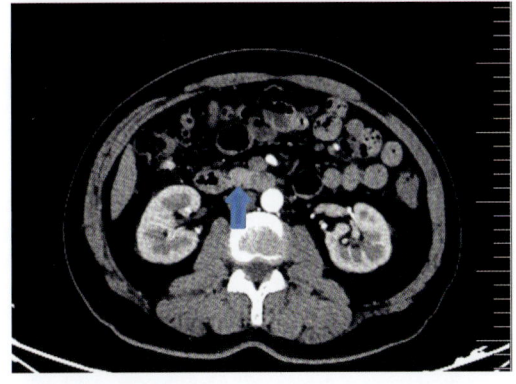

图14.1 CT见胰头钩突部类圆形占位（黄箭头），动脉期增强（蓝箭头）

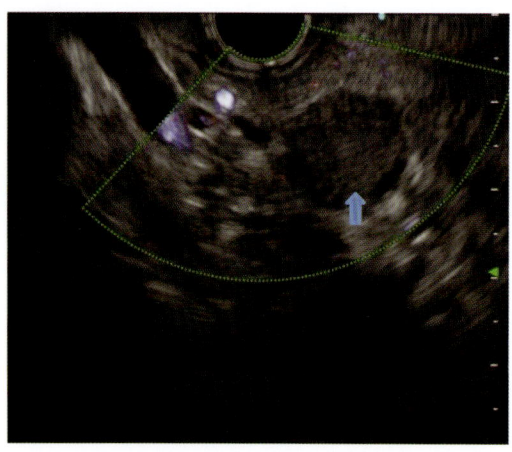

图14.2 经球部扫查示胰头钩突部类圆形低回声占位，内回声较均质，血流信号不丰富（蓝箭头）

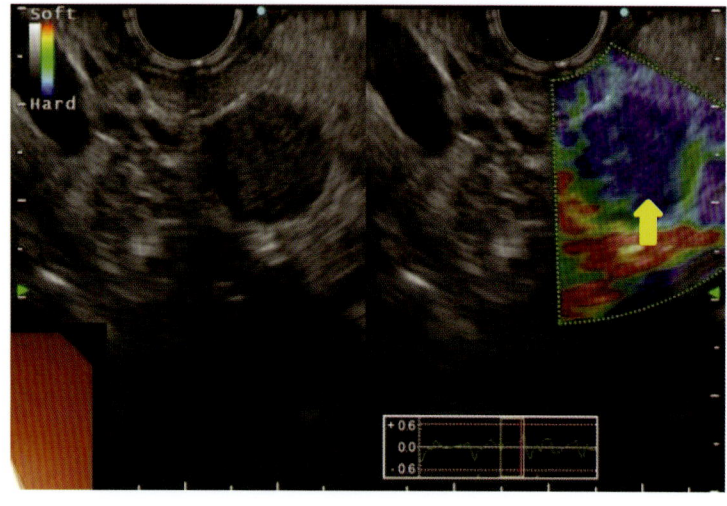

图14.3 经球部扫查病变弹性成像以蓝色为主，提示质地硬（黄箭头）

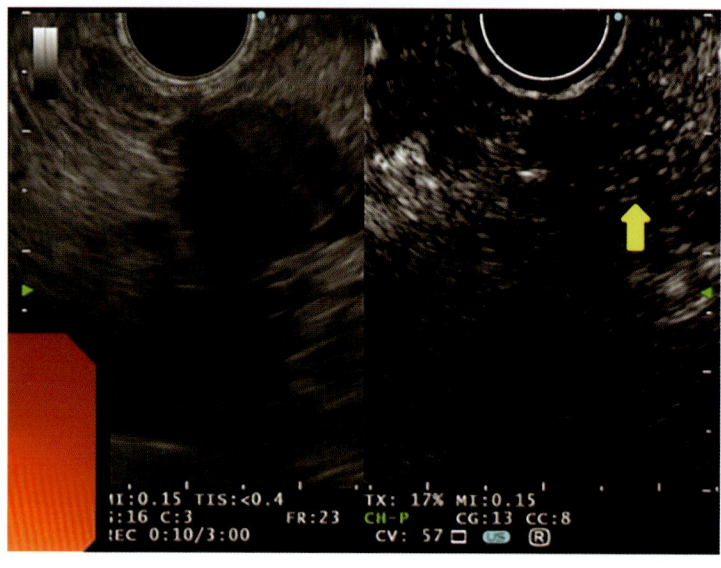

图14.4 经球部谐波造影增强超声内镜示动脉期高增强

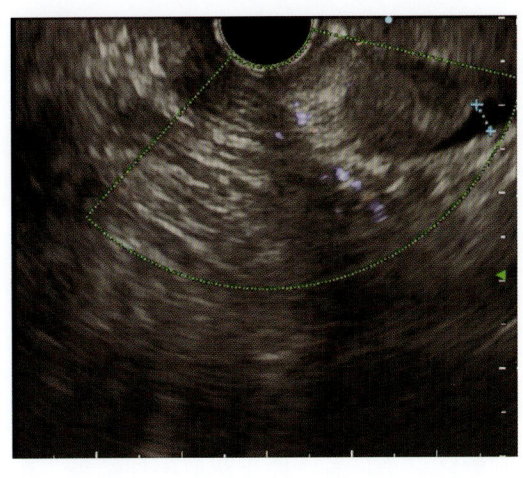

图14.5 经降段扫查示病变远端胰管增宽,约3.4 mm(蓝色测量线所示)

穿刺过程:在EUS及血流多普勒引导下,避开血管,以Olmpus EZ Shot 3 Plus 22G穿刺针经十二指肠降段对病变进行穿刺4次(图14.6),5 mL负压穿刺2针,10 mL负压穿刺2针,标本行涂片3张送细胞学检查,获得满意组织条,送组织病理学检查。术后再次进入十二指肠降段,见穿刺部位无活动性出血。

穿刺病理:细胞学,涂片中查见大量异型上皮细胞,符合神经内分泌肿瘤。组织学,符合神经内分泌瘤(G1)(图14.7)。免疫组化:CK(+)、Syn(+)、CD56(+)、CgA(-)、B-catenin(胞膜+)、Ki-67<1%。

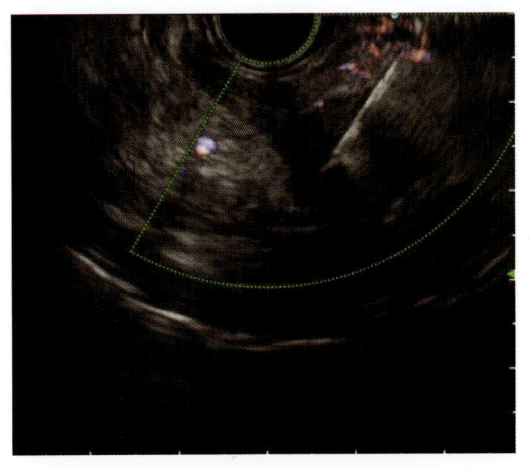

图14.6 经降段对病变进行穿刺

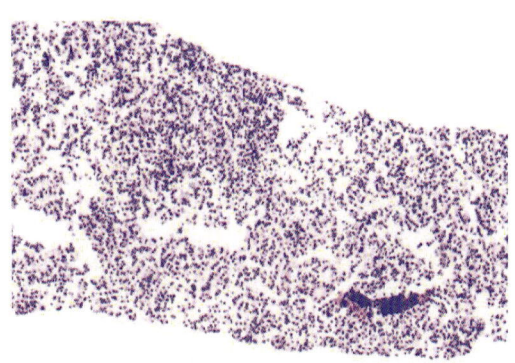

图14.7 组织学:(胰腺)符合神经内分泌瘤(G1)

二、成长体会

本例提示，通过线阵超声内镜的规范扫查，发现胰头钩突部病变并不困难。病变有几个特点：实性类圆形占位；边界清晰；内部回声尚均匀；对胰管有压迫，但是没有侵犯，远端胰管略扩张；血流信号不丰富；质地较硬；六氟微泡超声造影显示：病变动脉期高增强，静脉期低增强；增强后无明显典型的蛋壳样或是星芒状的强化，所以病变是神经内分泌肿瘤还是浆液性微囊腺瘤不易区分；而且患者有肺癌病史，胰腺转移瘤也不能完全排除，所以通过超声内镜引导下细针穿刺明确诊断非常有必要。

胰腺钩突部病变穿刺部位多位于十二指肠降段，在超声内镜进入十二指肠降段拉直后，退镜扫查，发现病变，选择合适的进针点进行穿刺。超声内镜在十二指肠降段穿刺时大扭会 down 的幅度较大，穿刺针外鞘管不容易由活检孔道送出，所以在送穿刺针的外鞘管时要松开抬钳器，up 大扭，先使外鞘管露出活检孔道，固定后再将超声内镜回位至穿刺位置，出针穿刺。穿刺时要求"快进慢出"，快进便于瘤体组织的切割，慢出便于抽吸出更多的组织标本。穿刺时需要进行扇形摆动，尽量穿刺瘤体多个位置，便于获取阳性结果。在十二指肠降段穿刺时，受超声内镜弯曲度的影响，往往扇形摆动幅度较小。

在十二指肠降段穿刺时，由于镜身及大扭角度较大，所以在此处穿刺时尽量选择柔韧性好的穿刺针，一是穿刺针容易通过镜子的活检钳通道，二是穿刺针穿刺后不变形，便于接下来穿刺。

超声内镜检查护理配合

超声内镜检查对配合护士的要求比较高，作为操作助手，护士不仅要掌握超声主机的性能，熟练对键盘进行操作，还要掌握超声内镜的结构、性能特点，以保证超声诊疗顺利进行。另外还要熟悉消化道解剖结构、超声下影像等基础知识，这样才能娴熟地配合医生进行超声内镜下诊疗操作。

超声内镜镜身较常规内镜粗，前端不可弯曲部略长，不易插入且操作时间长，对患者刺激大，因此患者最好是在麻醉状态下进行检查。

一、患者准备

1. 空腹

检查前常规禁食8小时，禁饮2小时。

2. 消泡剂及黏液溶解剂的应用

检查前15分钟口服消泡剂及黏液溶解剂，以去除胃内泡沫及黏液，避免超声检查时干扰超声图像。

我们科室使用的是二甲硅油散2.5 g+链霉蛋白酶2万单位+碳酸氢钠1 g溶于50 mL温水中，检查前15分钟口服，酶的活性在20~40℃效果最佳，因此我们准备了恒温水壶（图15.1），水温保持35℃，药液现用现配，以保证药效。

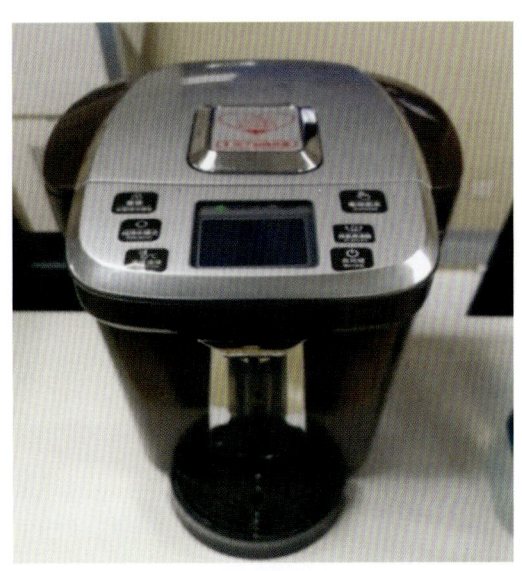

图15.1　恒温水壶

3. 体位改变

服药后为了增加药液与胃黏膜的接触，患者需在诊疗床上进行体位变换（图15.2）。我们采取的体位是左侧5 min→平卧5 min→右侧5 min。因俯卧位对高龄及有基础疾病、体质虚弱的患者有一定的安全隐患,所以未采用。

4. 纸巾的应用

我们发现有的患者因情绪紧张,唾液分泌增加,不停咽下,影响检查视野。因此,患者服药后,我们会为患者发放纸巾,告知患者有唾液直接吐到纸巾上,不要咽下(图15.3)。

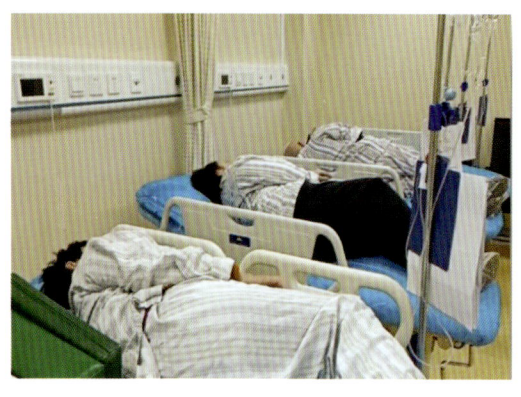

图15.2 变换体位

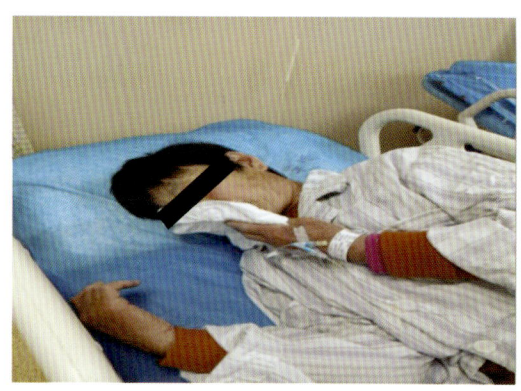

图.15.3 使用纸巾

为了便于患者理解,我们的护士还自己录制了服用消泡剂注意事项的宣教视频(图15.4),配上轻柔的音乐,在准备室循环播放。既便于患者理解,增加患者的依从性,又能缓解患者的紧张情绪。准备室墙面放置了挂钟,方便患者按照时间翻身。

5. 应用解痉剂

检查前15分钟,无禁忌证者给予消旋山莨菪碱注射液或间苯三酚,肌内注射或静脉推注,以减少胃肠蠕动,便于对病变进行细致的观察。

6. 口服局部麻醉剂

检查前5分钟,给予盐酸达克罗宁胶浆10 mL口服,麻醉咽喉部,以降低咽喉部对刺激的敏感性,从而减少静脉麻醉药物的用量。

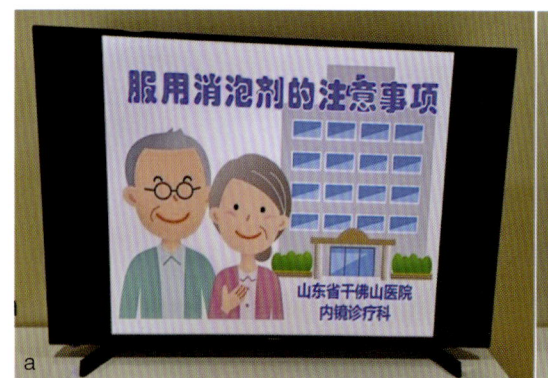
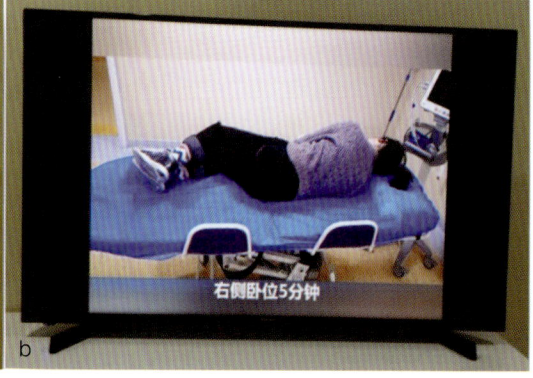

图15.4 宣教视频

二、设备及物品准备

电子超声内镜、水泵、注水管、水囊、水囊安装器、脱气水、一次性治疗碗、无菌纱布、一次性延长管

三、连接超声内镜及测试

为提高工作效率,获得高质量图像,连接内镜前需进行检查,连接后需进行图像及功能测试。

取放超声内镜时,注意正确的手持方式,避免损坏内镜。线阵超声内镜手持方式与普通内镜相同,环扫超声内镜由于电缆连接在内镜上,所以手持方式有所不同(图15.5)。

1. 超声内镜及附件的检查

连接超声内镜前先对超声内镜进行外观及性能的检查,既可以使诊疗过程中使用顺畅,又能避免给患者造成伤害。

(1)外观查看:检查操作部和光导接头无划痕、变形、部件松脱;插入部外皮完整、光滑、无凹陷、隆起、变形;先端部的超声换能器表面无划痕、裂缝、污迹。

(2)内镜的性能检查:检查上/下和左/右角度卡锁处于自由位,旋转上/下和左/右角度控制按钮,确认角度调节功能正常。线阵超声内镜需旋转抬钳器控制按钮,确认抬钳器能顺利升起和降低。

(3)对附件的检查:查看送气/送水按钮和吸引按钮上的小孔没有堵塞,送气/送水按钮上的密封垫完好无破损,钳子管道开口阀无变形及破损。如有破损或堵塞,立即更换,以免影响注气、吸引效果或增加感染风险。

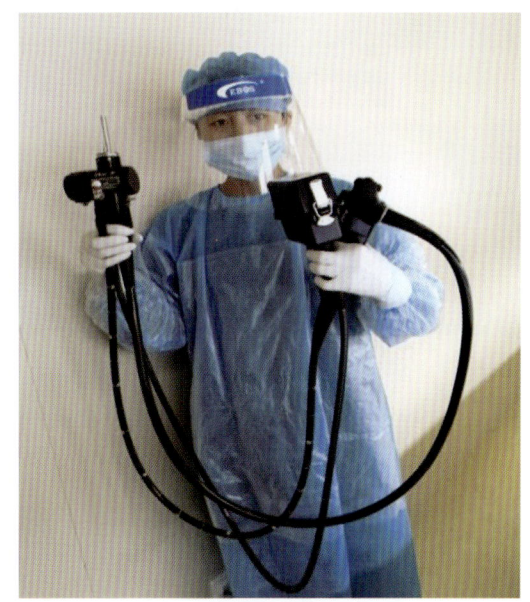

图15.5　环扫超声内镜正确手持方式

2. 连接超声内镜

环扫超声内镜和线阵超声内镜因先端部构造不同,连接方法也不同。

(1)环扫超声内镜的连接:将环扫超声内镜的超声接头插入超声主机的换能器口,注意卡锁手柄在右侧,不要插反(图15.6),顺时针旋转接头卡锁手柄1/4圈,锁住接头(图15.7)。再将光导接头完全插入光源的内镜插口,连接内镜电缆、送气/送水接头及吸引接头。

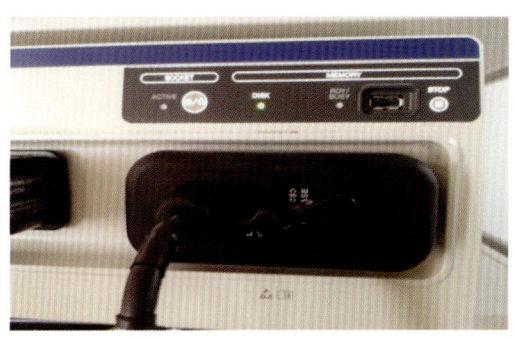

图15.6　超声接头插入超声主机的换能器口

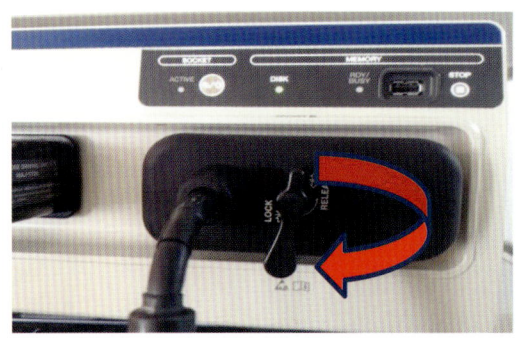

图15.7 顺时针旋转接头卡锁手柄1/4圈，锁住接头

（2）线阵超声内镜的连接：线阵超声内镜（GF TYPE UCT260）（图15.8）需使用专用的超声电缆（MAJ-1597）（图15.9）。

首先连接线阵超声内镜专用电缆。将电缆的超声接头端插入超声主机的换能器口，顺时针旋转接头卡锁手柄1/4圈，锁住接头。另一端妥善放置于台面，不要悬挂，以免造成电缆损坏。

然后连接线阵超声内镜和周边设备。将超声内镜的光导接头完全插入光源的内镜插口，连接内镜电缆、送气/送水接头及吸引接头。

最后连接超声电缆内镜端。检查超声电缆内镜端接头内部干燥后连接至超声内镜的超声接头上（图15.10）。

注意事项：连接、拆卸超声内镜时，待机指示灯（ACTIVE）处于关闭状态，否则易造成超声内镜和主机损坏（图15.11）。

3.超声内镜测试

包括图像清晰度的检查和送气、送水、吸引功能的测试，以免影响操作。

（1）启动内镜主机、光源、监视器，开启灯光按钮。

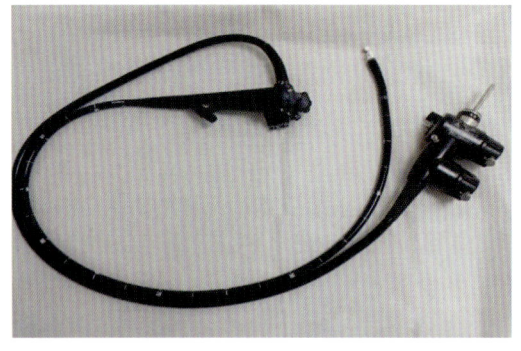

图15.8 线阵超声内镜（GT TYPE UCT260）

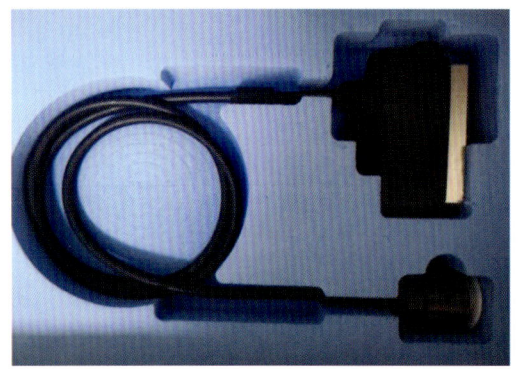

图15.9 线阵超声内镜专用电缆（MAJ-1597）

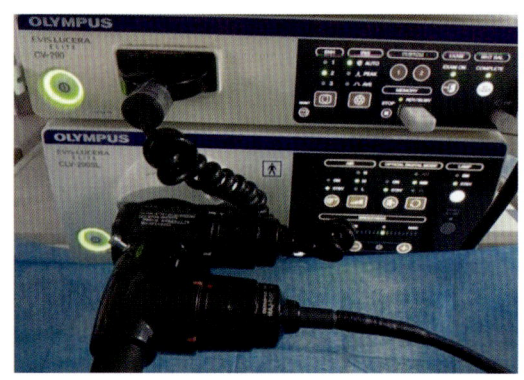

图15.10 连接好的线阵超声内镜

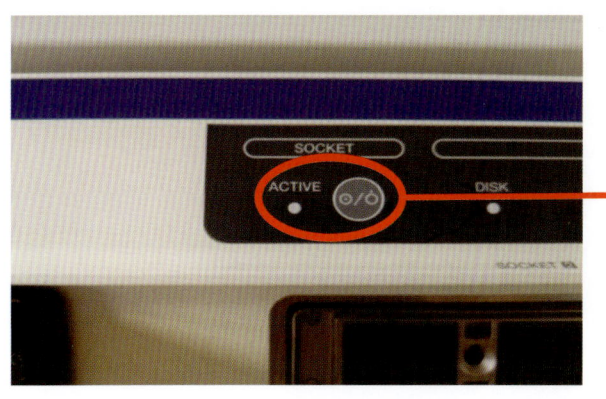

图15.11 连接、拆卸超声内镜时，待机指示灯（ACTIVE）处于关闭状态

（2）检查内镜图像清晰度：将超声内镜镜头对着无菌纱布，检查内镜图像是否清晰，如镜头有水渍应及时用酒精棉签擦净，并拍照留图，以证明对图像清晰度进行了检查（图15.12）。

（3）检查注气、注水和吸引功能：治疗碗中倒入灭菌注射用水，将超声内镜先端部放入液面下，堵住送气/送水按钮上的小孔，有气泡溢出，然后轻轻按压送气/送水按钮，喷嘴有水流出，且水流成一直线。按下吸引按钮，有液体从吸引管流出。

（4）检查超声内镜水囊送水功能：堵住送气/送水按钮上的小孔，并按下按钮到底，确认水从水囊送水口流出。

（5）检查超声图像清晰度：启动超声主机，将无菌纱布放入治疗碗中，将超声内镜先端部的超声换能器放入治疗碗的液面下（图15.13），图像切换至超声模式下，观察超声图像层次清晰（图15.14），确认超声图像正常后，切换到内镜模式下。

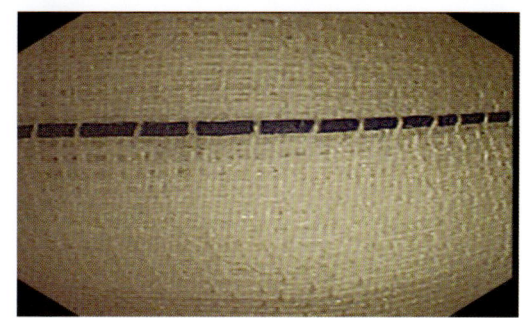

图15.12 检查内镜图像清晰度

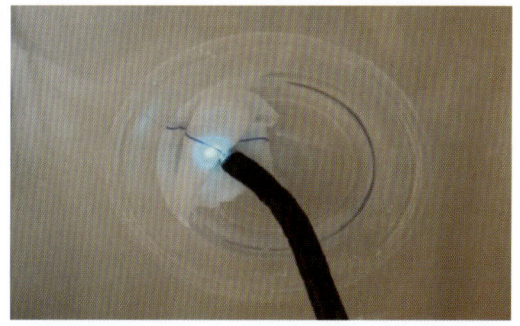

图15.13 将超声内镜先端部的超声换能器放入治疗碗的液面下

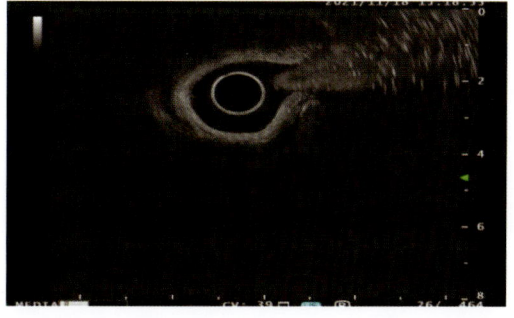

图15.14 图像切换至超声模式下，观察超声图像层次清晰

四、安装水囊

环扫超声内镜和线阵超声内镜的先端部构造不同，水囊及水囊安装器型号也不同。环扫超声内镜水囊型号为MAJ-233（图15.15），水囊安装器型号为MAJ-864（图15.16），线阵超声内镜水囊型号为MAJ-249（图15.17），水囊安装器型号为MAJ-675（图15.18）。

1. 检查水囊，确认无破损、膨胀、变色等现象。
2. 关闭光源上的灯光按钮，以观察内镜先端部水囊嵌槽位置，利于水囊安装。

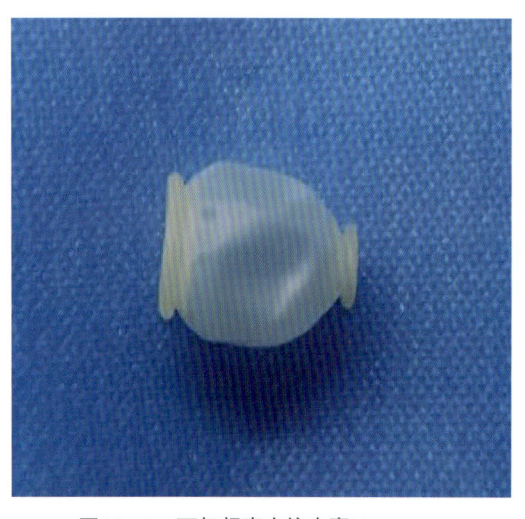

图15.15　环扫超声内镜水囊MAJ-233

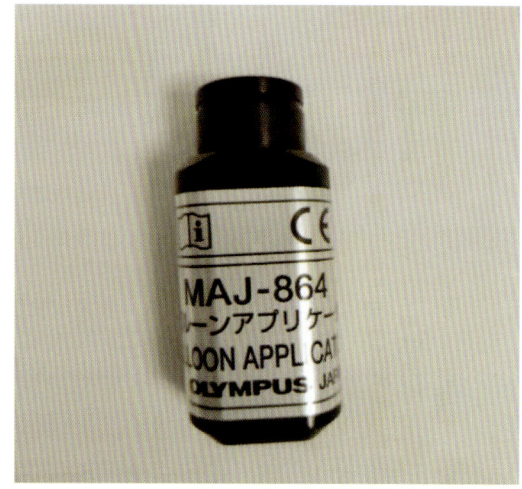

图15.16　环扫超声内镜水囊安装器MAJ-864

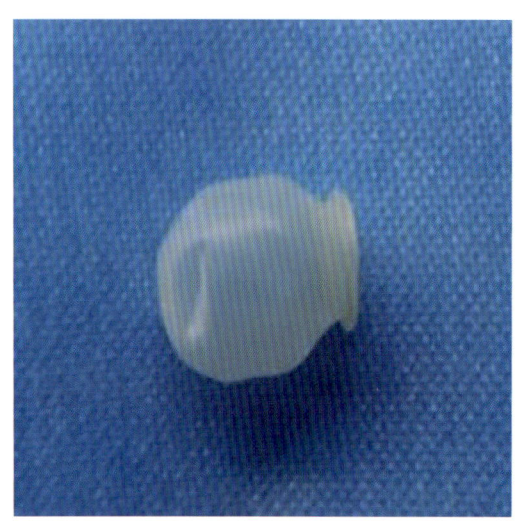

图15.17　线阵超声内镜水囊MAJ-249

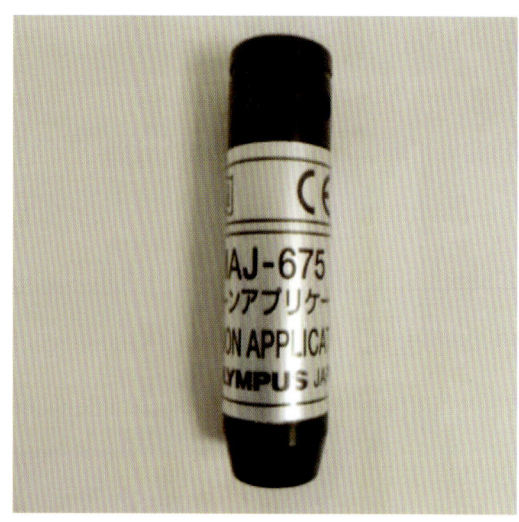

图15.18　线阵超声内镜水囊安装器MAJ-675

3. 环扫超声内镜水囊安装方法

（1）翻折安装：将水囊（MAJ-233）前端插入专用水囊安装器（MAJ-864）的安装口，使其大孔径一端橡皮圈翻折于安装器外侧嵌槽内（图15.19），安装者要戴上合适大小的检查手套，以免给操作带来不必要的干扰。

（2）插入：将内镜先端部插入水囊安装器，直到内镜先端部接触到水囊的前端（图15.20）。

（3）释放：将翻折的橡皮圈对准内镜水囊安装嵌槽，轻推橡皮圈，使其释放在超声内镜水囊安装嵌槽内（图15.21）。

（4）取下：取下水囊安装器（图15.22）。

（5）安装：用拇指将另一端小孔径橡皮圈卡到超声内镜前端水囊安装嵌槽内，完成安装（图15.23，图15.24）。

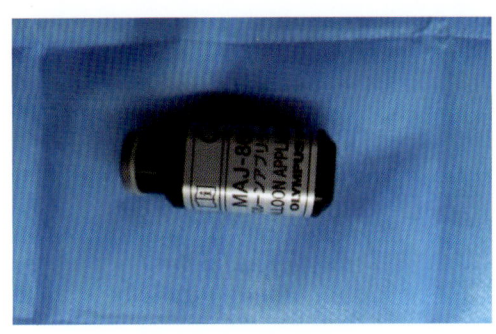

图15.19　翻折安装

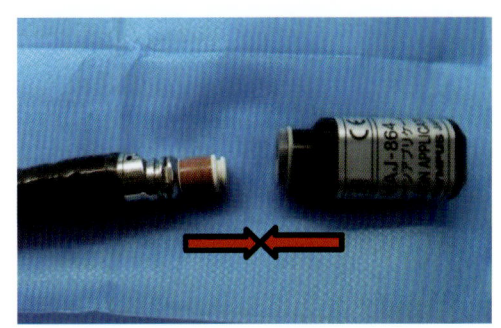

图15.20　插入

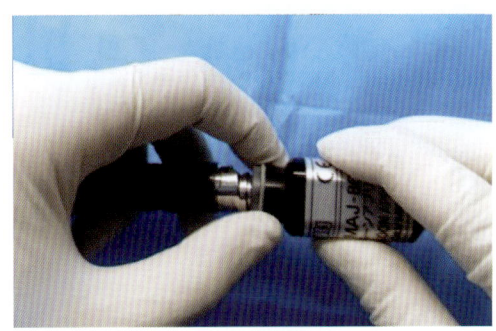

图15.21　释放

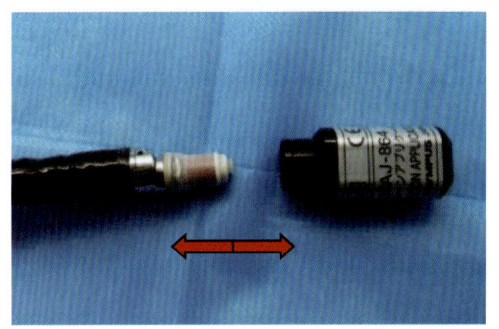

图15.22　取下

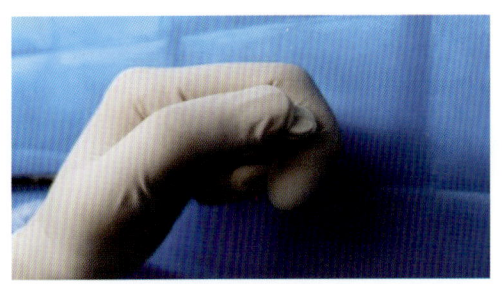

图15.23　安装

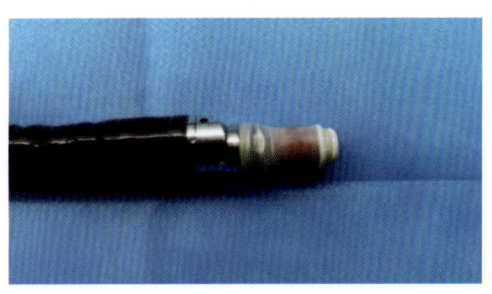

图15.24　完成

4. 线阵超声内镜水囊安装方法

（1）翻折安装：将水囊（MAJ-249）前端插入专用水囊安装器（MAJ-675）的安装口，橡皮圈翻折于安装器外侧的嵌槽内（图15.25）。

（2）插入：将内镜先端部插入水囊安装器，直到内镜先端部接触到水囊的前端（图15.26）。

（3）释放：将翻折的橡皮圈对准内镜水囊安装嵌槽，轻推橡皮圈，使其释放在超声内镜水囊安装嵌槽内（图15.27）。

（4）取下：取下水囊安装器，完成水囊安装（图15.28）。

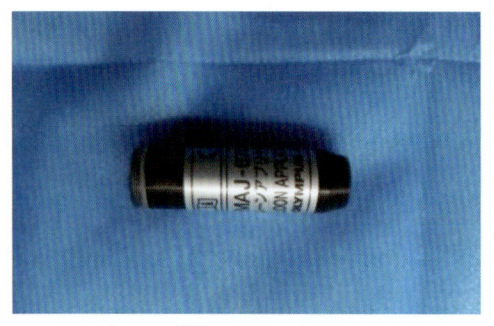

图15.25　翻折安装

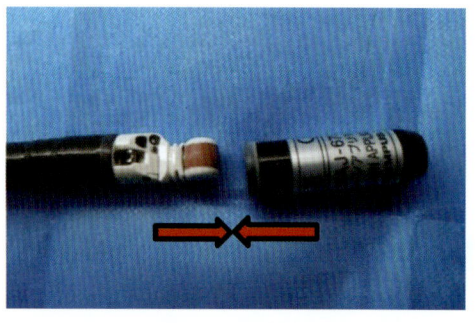

图15.26　插入

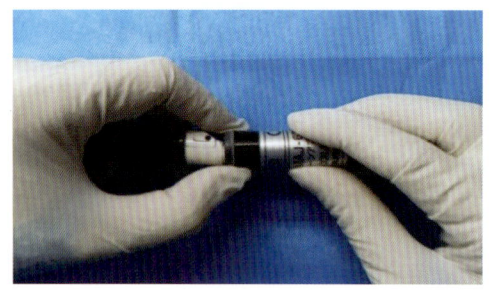

图15.27　释放

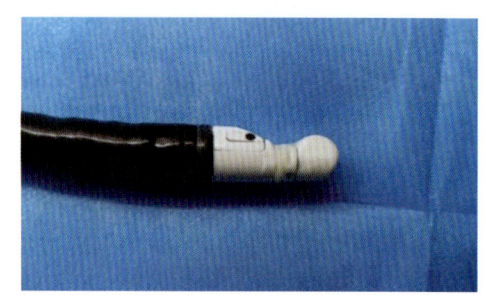

图15.28　完成

5. 水囊调试

水囊安装完毕后，完全按压送气/送水按钮，向水囊内注水，使水囊直径达到3 cm（图15.29）。观察水囊情况，如出现下述情况需给予适当调整，避免干扰操作，保障诊疗顺畅。

（1）水囊边缘渗水时，为橡皮圈与嵌槽对合不严，调整橡皮圈至合适位置。

（2）当内镜先端部不在水囊正中时，轻握及旋转水囊进行调整，使水囊均匀包裹内镜先端部。

（3）水囊内有气泡，可将超声内镜先端部朝下，反复吸引、注水，吸尽水囊内

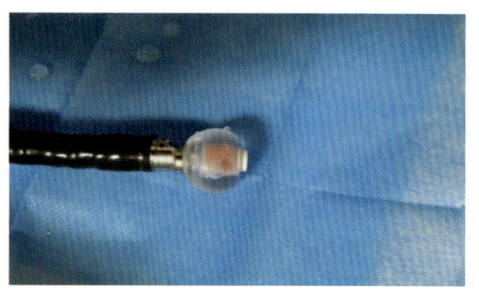

图15.29　水囊调试完毕后

气体。

（4）水囊如有漏水，则需要更换安装新水囊。

五、操作配合

1. 患者准备同无痛胃镜检查，建立静脉通道，给予氧气吸入和心电监护。

2. 协助患者取左侧卧位，双腿微曲，松开领口及裤带，取下活动性义齿，头部略向后仰，将方垫置于患者颌下，放置牙垫，嘱患者轻轻咬住。

3. 超声内镜前端硬性部长，外径粗，因而插入较普通胃镜困难。当医生插镜至咽喉部时，将患者下颌轻轻上抬，使咽部与食管呈一直线，便于内镜插入。

4. 进镜过程中护士严密观察患者的反应及生命体征变化，协助麻醉医生维持患者生命体征平稳。如有异常，协助医生进行处理。

5. 冲注水囊时，水囊的直径不能超过3 cm。

6. 浸泡法注意事项

（1）气泡会对超声图像造成干扰，最好使用脱气水。将水煮沸即可排除溶解在水中的气体，成为脱气水。我们科室选择恒温水壶的水。恒温水壶加入水后，先加热煮沸再降至设定温度，我们设定的温度是35℃，既脱离气体，又避免大量灌注凉水导致患者腹部不适。

（2）注水前将诊疗床的床头抬高15°~30°，避免患者误吸。

（3）避免注水过多，向胃腔内注水一次不超过500 mL。注水量达到500 mL

时，及时提醒操作医生，避免反流误吸。

（4）用注射器注水时，耗费时间长，我们科室将一次性延长管的一端连接于水泵注水管，另一端插入内镜的钳子管道开口阀，脚踩水泵注水开关，直接注水。注水时需调低水泵的注水压力，我们科室使用的是ERBE公司的EIP2水泵，选择30%的冲洗效力，相当于150 mL/min，以免注水过快、压力过大产生气泡。为便于区分采图脚踏和水泵脚踏，我们科室将采图脚踏用粉色的纸加以标识，方便医生使用，同质化管理（图15.30）。

有些医院认为超声内镜检查患者不能麻醉，容易引起误吸。而我们科室十余年来，超声内镜一直是在麻醉下进行，无一例患者出现误吸。麻醉状态下患者无痛苦，医生诊疗时也更从容，这得益于内镜医生、麻醉医生、内镜护士三位一体的默契配合。内镜医生进镜时，麻醉医生会适当增加麻醉深度，减少超声内镜对患者的刺激，内镜护士会抬高患者下颌，利于内镜插入。内镜医生注水时，配合护士会抬高患者床头，防止反流，内镜医生也会根据患者的

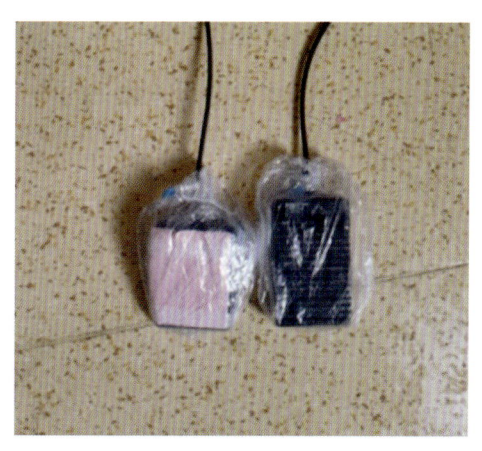

图15.30　区分采图脚踏和水泵脚踏

情况和病变部位，控制每次注水量和速度，防止误吸。良好的配合使得患者诊疗更加安全、便捷。

7. 当内镜的先端部靠近目标部位时，先按下超声键盘上的内镜/超声图像切换键，将图像切换至超声模式下，打开画中画"PIP"，在屏幕的左下方即可同时看到内镜下图像，按下"FREEZE"（冻结）键，将超声图像转换到实时模式。

8. 术中根据操作医生的指示进行不同功能的选择如切换超声频率、查看血流情况、测量病变的大小或距离等，并根据需要选择不同的图像处理模式如谐波模式、弹性成像模式等。

9. 检查完毕后按下冻结键，关闭画中画，切换至内镜图像。

10. 超声检查结束后提醒术者尽量将水吸尽，以防术后引起误吸或腹痛、腹胀。

11. 确认水囊排空后再退出超声镜，关闭超声主机实时模式（ACTIVE）键。

12. 取下水囊：使用洁净的纱布擦干水囊表面，轻轻包裹水囊，用拇指和食指向先端部方向轻轻拉水囊，将橡皮圈从水囊安装嵌槽上取下，取下水囊后，检查确认超声换能器的表面没有划伤及卷起。

13. 超声内镜进行床侧预处理

（1）擦拭插入部外表面：治疗碗中加入含有清洗剂的溶液，用含有清洗液的湿纱布擦拭整个插入部及超声换能器表面。

（2）反复送气和送水：堵住或轻按送气/送水按钮，反复向管道中送气、送水至少10秒，然后完全按下送气/送水按钮，向水囊管道中注水，冲洗水囊管。

（3）向钳子管道和水囊管道吸引清洗液：将内镜插入部先端浸入清洗液中，轻轻按下吸引按钮，直至清洗液流入吸引管，再完全按下吸引按钮，对水囊管道进行30秒的吸引。将插入部先端从清洗液中取出，分别轻按和完全按下吸引按钮，分别进行空气吸引至少10秒，以去除钳子管道和水囊管道残留的清洗液。

（4）线阵超声内镜还要向抬钳器钢丝管道中注入清洗液和空气。

14. 关闭主机和光源，取下送气/送水接头和吸引接头。

15. 取下超声电缆和内镜电缆，安装防水盖：环扫超声内镜盖好超声接头防水盖（MAJ-896）（图15.31），扣紧两侧拴扣（图15.32），再盖好电气接头防水盖。线阵超声内镜盖好超声电缆接头和电气接头防水盖（图15.33）。

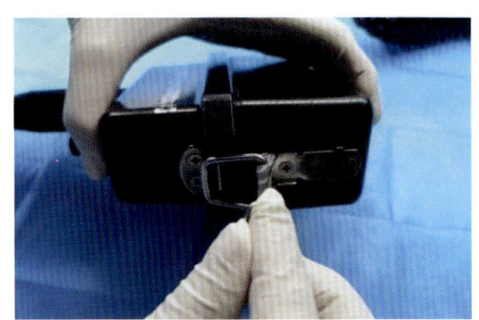

图15.31　盖好超声接头防水盖

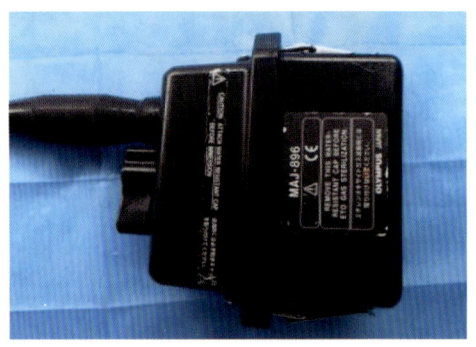

图15.32　扣紧两侧拴扣

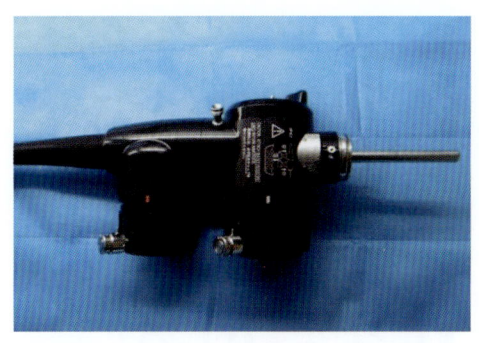

图15.33 线阵超声内镜盖好超声电缆接头和电气接头防水盖

16. 取下超声内镜放入转运车，送洗消室进行清洗、消毒或灭菌。

六、将患者送入恢复室

诊室护士与恢复室护士做好交接，给予氧气吸入，以及心电、血氧饱和度监测，做好病情观察，患者清醒符合离室标准后，送患者出恢复室，根据诊疗情况向患者家属讲解术后注意事项。

小结：超声内镜诊疗过程中，配合护士要根据所掌握的知识和患者情况，给医生风险提示，以减少不良事件的发生，所以对护士的综合素质要求较高。新入科内镜护士只有对普通内镜熟练掌握后，才能学习超声内镜的配合。除了一对一带教外，还要通过与年轻医生一起进行模拟练习，不断提高操作技术水平。图15.34为我们科室护士下班后与年轻医生一起进行超声穿刺训练，使用后的穿刺针消毒后作为培训器材，西红柿作为病变组织，熟练掌握操作技巧后，再配合超声穿刺，以保障患者的安全。

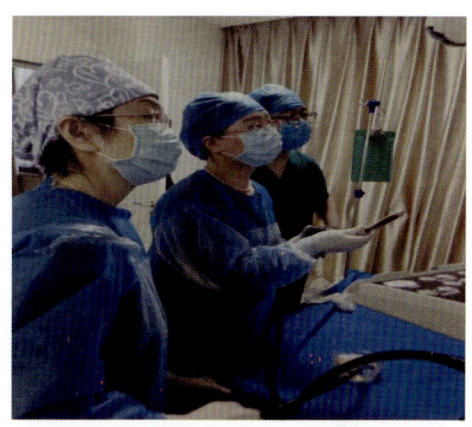

图15.34 护士与年轻医生一起进行超声穿刺训练

超声内镜引导下细针穿刺抽吸/活检术的护理配合

超声内镜引导下细针穿刺抽吸/活检术（EUS-FNA/B）不仅可以获取细胞或组织以确定病变的病理性质，还可以鉴别淋巴结和其他器官的转移病灶，对病变进行准确分期，从而辅助治疗方案的选择。因其操作时间相对较长，如果患者躁动挣扎，可引起消化道黏膜擦伤或撕裂，甚至导致穿孔，因此最好在静脉麻醉下进行。

一、术前准备

1. 患者准备

（1）患者签署超声内镜穿刺知情同意书、麻醉知情同意书。

（2）了解用药史，停用抗凝药 7 天以上。

（3）血小板计数不低于 $50×10^9/L$，凝血功能正常，凝血酶原时间比值（INR）<1.5。

（4）患者检查前准备同无痛超声内镜。

2. 内镜及工作站准备

（1）将电子线阵超声内镜连接至主机及光源，检查是否已设置白平衡，检查内镜及超声图像与注气、注水、吸引功能是否正常，安装水囊并调试好。

（2）内镜工作站测试：确保内镜工作站、计算机图像储存系统、打印机功能正常。

（3）图像裁图：待图像监控切换到超声实时界面后，再对图像进行裁图操作，以保证打印出来的图片尺寸合适。

二、器械物品准备

1. 超声活检针（以奥林巴斯 EZ Shot 3 Plus 为例，图 16.1，图 16.2）

（1）超声活检针的规格：超声活检针有不同规格，按照活检针直径从粗到细分为 19G、22G、25G，目前在临床应用最广泛的是 22 G 活检针，其灵活性和超声下可视性均较好，可以获得足量的细胞学或组织学样本，同时不会增加操作并发症风险。FNB 活检针与 FNA 活检针的区别在于前者具有为了切割并获取组织条而专门

16 超声内镜引导下细针穿刺抽吸/活检术的护理配合

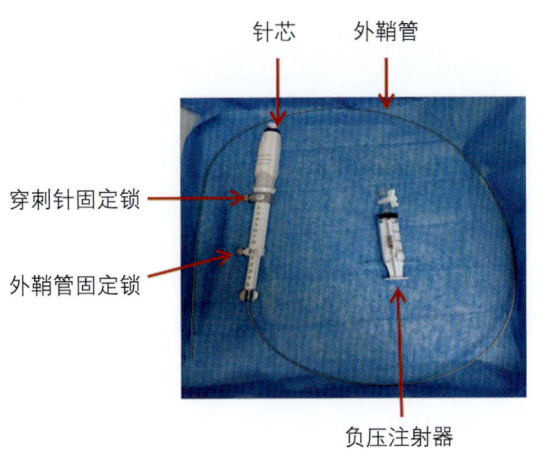

图16.1 超声活检针套装

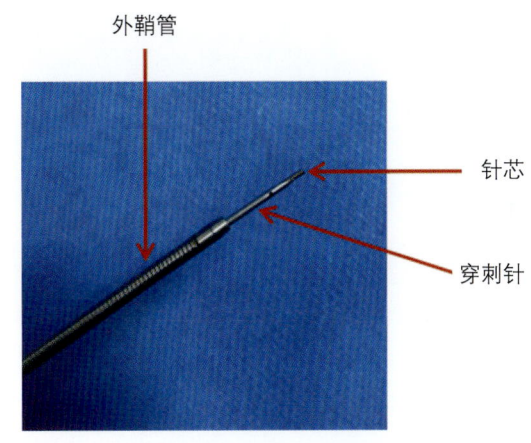

图16.2 活检针内部构造

设计的侧面斜切孔道或倒钩。

（2）超声活检针的选择：在活检针的选择上，需综合考虑病变的解剖学部位和类型、标本倾向的处理模式以及操作者经验。

2. 其他物品准备

治疗车、无菌巾、盛有95%乙醇标本固定盒、盛有甲醛的标本瓶、载玻片、无菌纱布、2 mL无菌注射器、1 mL无菌注射器等。

二、术中配合

1. EUS探查

插入线阵超声内镜，切换到超声实时图像，观察病变的位置及大小，按血流键观察病变及周围血管情况（图16.3），避免穿刺时误伤血管，测量病变与胃壁或十二指肠壁之间距离（图16.4）。

2. 超声下穿刺准备

（1）取出超声活检针，检查活检针各固定锁功能是否正常；旋开活检针固定锁，固定在1或2的数字上，推出活检针，检查活检针有无弯曲、倒钩等，检查完毕，收回活检针，将活检针固定锁归于零位，拧紧；旋开外鞘管固定锁，固定在1或2的数字上，推动外鞘管，检查外鞘管是否正常，检查完毕，将外鞘管固定锁归于零位，拧紧。

（2）根据术者要求将注射器抽好负压备用。抽取负压的方法：旋阀与注射器成一直线时，将活塞推到底，排出注射器内空气（图16.5），然后将旋阀旋转90°，使其与注射器的方向垂直（图16.6），回拉活塞后顺时针旋转，使其卡在所需位置，形成负压（图16.7）。每针穿刺前，都要将注射器内的空气排尽，重新抽好负压备用。

行EUS-FNA/B时常用的负压吸引方式包括标准负压（10 mL或20 mL负压）和微负压（即在病灶内重复抽提活检针动作的同时缓慢移出针芯），也可采用湿抽法（活检针内充满生理盐水后接10~20 mL负压）。

69

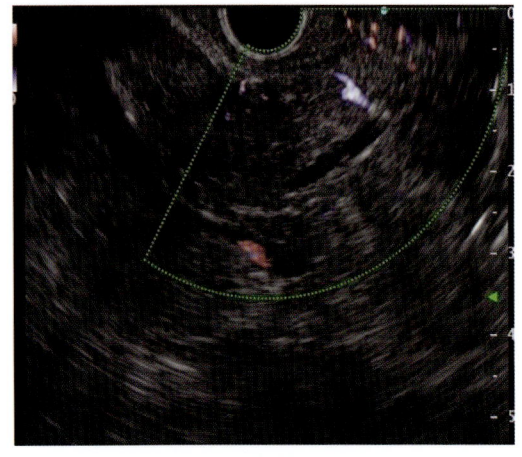

图16.3 病变部位血流探查

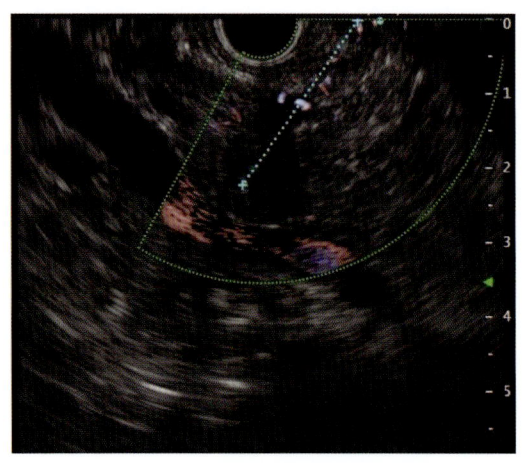

图16.4 测量距离

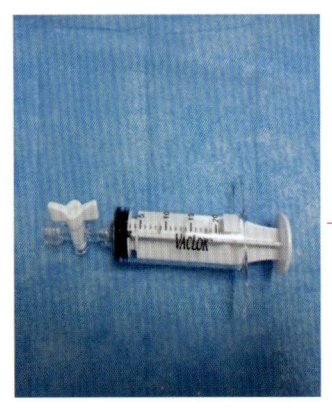

图16.5 旋阀与注射器位置成一直线，将活塞推到底

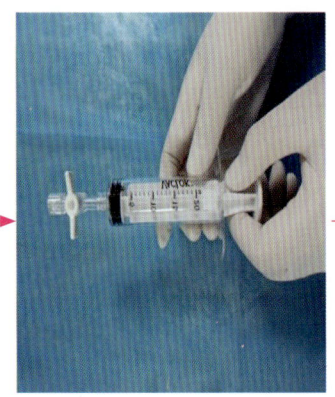

图16.6 旋阀旋转90°与注射器方向垂直

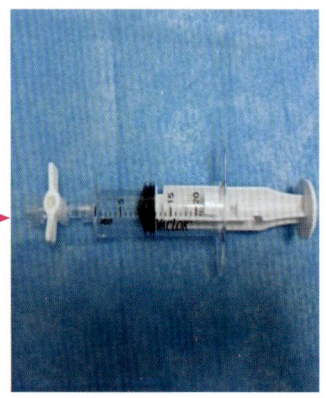

图16.7 回拉活塞后右旋，卡在所需位置，形成负压

3. 穿刺

（1）取下内镜活检帽，将检查完毕的活检针递于术者，协助术者将活检针插入超声内镜活检通道。

（2）旋转活检针手柄将活检针固定至内镜活检通道口（图16.8）。

（3）确定穿刺位置后，旋开外鞘管固定锁，调节至所需外鞘管的长度后再次锁定；旋开活检针固定锁，调节到所需活检针长度对应的数字后再次锁定（图16.9）。

（4）拔出针芯约0.5 cm，露出锐利的针尖（图16.10）。

（5）术者将活检针刺入病变部位后，在超声影像图上识别针尖位置，表现为线状强回声（图16.11），将针芯复位（图16.12），推出穿刺针内的组织，然后左手拿一块无菌纱布，右手慢慢退出针芯（图16.13），边退边用无菌纱布擦拭，盘圈于右手内，放入铺有无菌巾的操作台上。

使用微负压法时将针芯缓慢后撤，术者同时来回提插活检针，直至针芯完全撤出。

(6) 将抽好负压的注射器连接至活检针手柄的接头处,旋转鲁尔接头进行锁定(图16.14),打开旋阀(图16.15),形成负压,术者在病变部位来回提插手柄(图16.16)。

(7) 将旋阀旋转至关闭位置,回拉手柄,将活检针收入外鞘管内,锁定在 0 cm 刻度处。将外鞘管固定锁旋开,锁定在 0 cm 刻度处。旋转器械手柄,将活检针从超声内镜活检通道中取出。

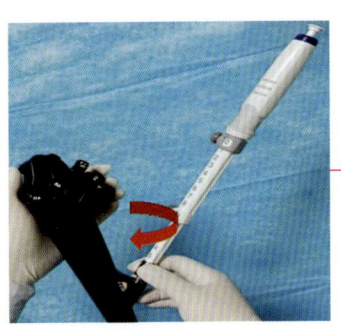

图16.8　超声穿刺针固定于超声内镜活检通道口

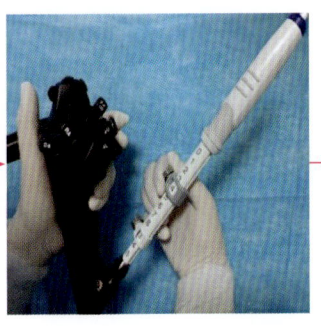

图16.9　分别旋开外鞘管及超声穿刺针固定锁,滑至所需刻度后拧紧

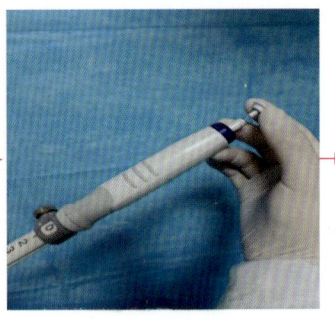

图16.10　拔出针芯约0.5厘米

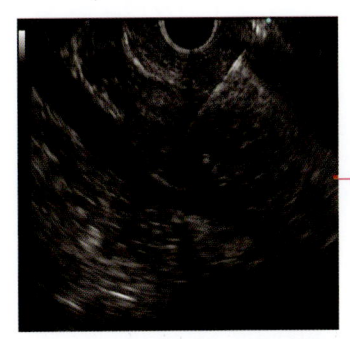

图16.11　超声影像下确认穿刺针进入病变部位

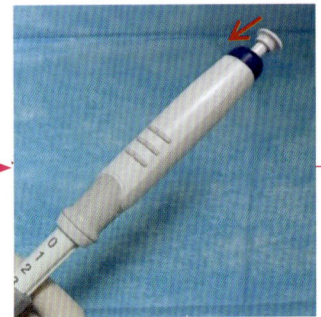

图16.12　针芯复位图

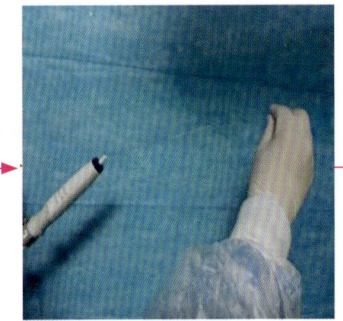

图16.13　慢慢后撤针芯,从超声穿刺针内退出

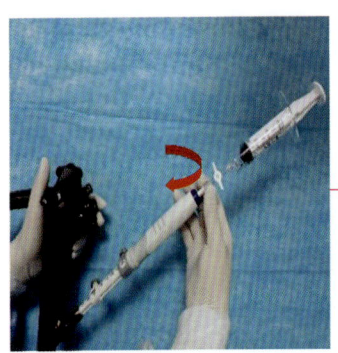

图16.14　连接抽好负压的注射器

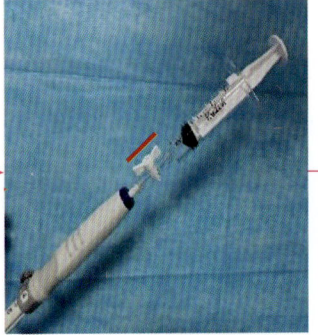

图16.15　打开旋阀

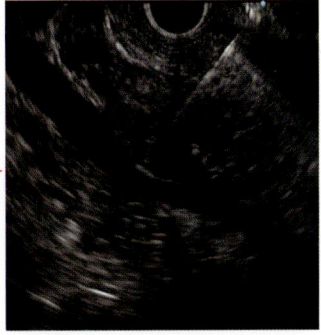

图16.16　在超声影像下反复提插穿刺针

4. 组织标本处理

穿刺结束后，常用 3 种方法将活检针中标本推出至载玻片，分别是使用针芯、注入空气或使用生理盐水冲洗。有研究显示，使用注入空气推出的细胞涂片与使用针芯推出相比血污染更少；使用针芯轻柔地推出样本可以避免抽吸标本的喷溅，可以较精确地控制推到玻片上的样本量；使用生理盐水冲洗针道有利于收集更多的细胞样本。我们科室常用的方法是：先使用 1 mL 注射器注入空气，再使用针芯推出剩余标本。当推注空气阻力较大时，则直接使用针芯推出标本组织。

根据预期采用的检测项目不同，标本处理有所差异。直接涂片是把针道内物质直接推送到玻片上，然后均匀、薄薄地推在玻片上，使用 95% 乙醇固定浸泡 30 min 后染色。对于液基细胞检测，样本应保存在装有相应的固定液或运送液介质的小瓶内。对于细胞团或组织条则浸入福尔马林中固定，福尔马林体积为组织块总体积的 5~10 倍，固定时间为室温下 3~24 h，最长不超过 48 h。

具体方法如下：

（1）取下负压注射器，松开活检针固定锁，将活检针伸出 2~3 cm，用 1 mL 无菌注射器将空气推入活检针道内，使针道内组织标本滴于载玻片上，针尖不能触碰到载玻片，防止污染活检针。用无菌注射器推注空气时，要缓慢匀速，避免用力过猛，造成标本飞溅。

（2）组织标本较多时，需及时更换载玻片。

（3）当无组织推出时，将针芯插入针道，看是否还有剩余组织。

（4）收回活检针，将活检针固定锁锁定在 0 cm 刻度处，拧紧。

（5）用无菌注射器针头，挑出载玻片上的组织条（图 16.17），在另一载玻片上用针尖拨动组织条，在玻片中下方、向一侧、单程连续、轻轻翻滚，尽量涂薄，勿在同一部位来回翻滚，以防止涂片过厚、细胞互相覆盖，影响病理观察（图 16.18~图 16.19），然后将组织条放入盛有甲醛固定液的标本瓶内（图 16.20），玻片放入盛有 95% 乙醇标本固定盒内。

（6）取出另一张载玻片，与滴有组织标本的载玻片（图 16.21）水平叠加在一起（图 16.22），两手水平反方向拉动（图 16.23），均匀薄薄地涂片（图 16.24），放入 95% 乙醇标本固定盒内。

（7）如组织液较多，可将其放入盛有甲醛固定液的标本瓶内，做离心涂片检测。

5. 重复上述穿刺取活检及组织标本处理过程，直至穿刺结束。

6. 穿刺结束后，对超声内镜行床旁预处理后，从主机上撤离，盖好防水帽，送入洗消间。

7. 打印病理标签，核对无误后贴于标本瓶上，送病理科行病理检测分析。

8. 送患者到恢复室，与恢复室值班人员做好交接。

9. 整理用物，垃圾分类处理。

16 超声内镜引导下细针穿刺抽吸/活检术的护理配合

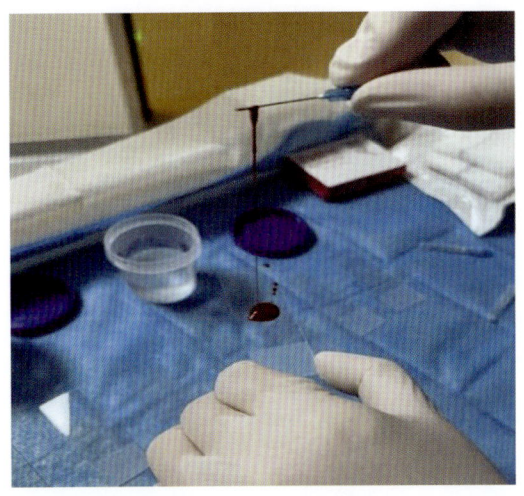

图16.17 挑出组织条

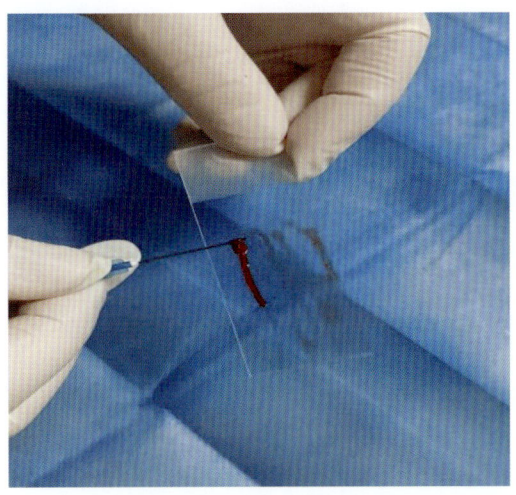

图16.18 在玻片上翻滚涂抹

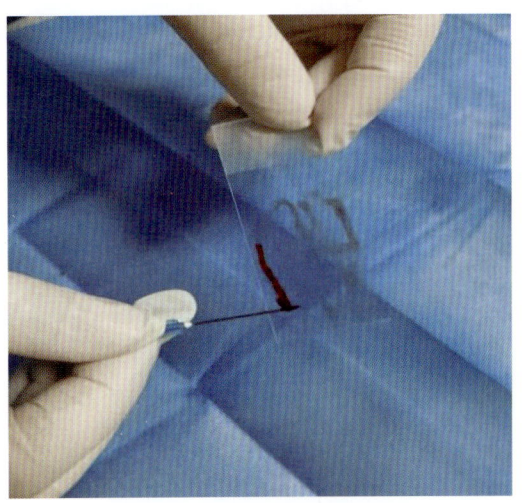

图16.19 在玻片上翻滚涂抹

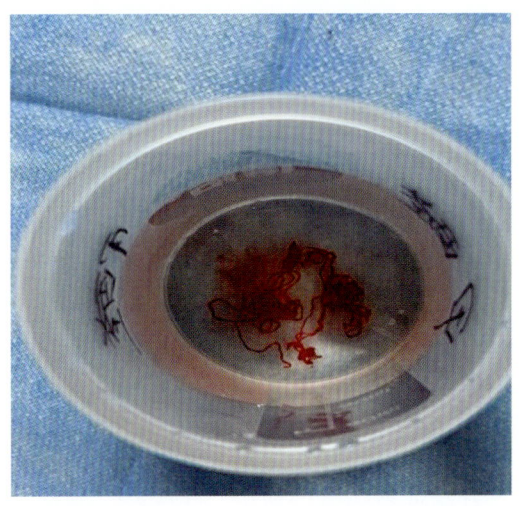

图16.20 将组织条放入盛有甲醛固定液的标本瓶内

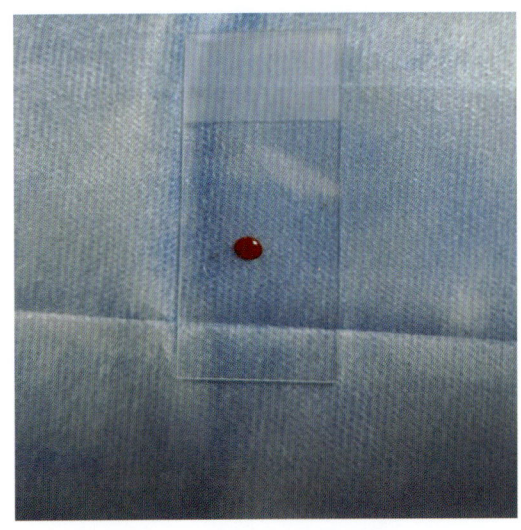

图16.21 滴有组织标本的载玻片

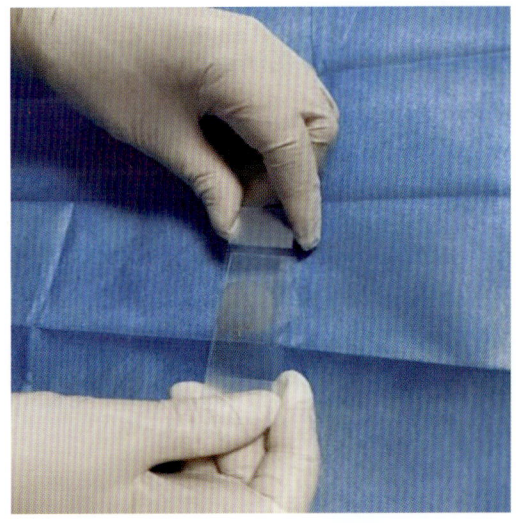

图16.22 两张玻片水平叠加在一起

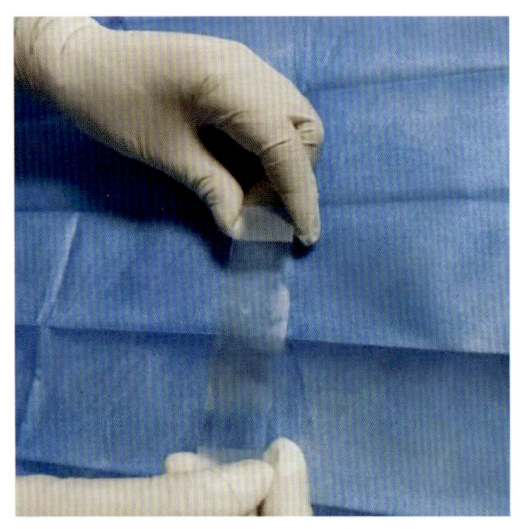

图16.23 两手水平反方向拉动,均匀薄薄地涂片

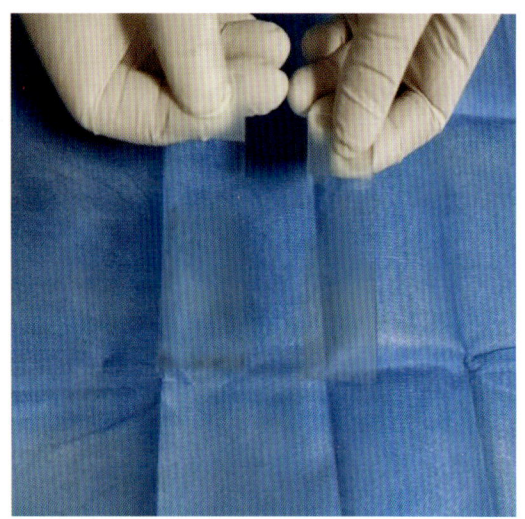

图16.24 涂好的玻片

三、术后护理

1. 麻醉复苏监护

给予吸氧,监测血压、血氧饱和度、脉搏、呼吸及意识状态。

2. 观察并发症

EUS-FNA并发症发生率在0.5%~2%。常见的并发症为出血、感染和穿孔,少见并发症为咽喉部损伤、食管贲门撕裂、一过性发热、气胸和急性胰腺炎。术后观察有无腹痛、腹胀、出血、发热等临床表现。

3. 详细讲解术后注意事项,如卧床休息24小时,禁食、禁水4小时以上,4小时后进食清淡温凉半流质食物1天,勿食过热、粗糙、刺激性食物,以免引起穿刺处出血。

4. 术后72小时内不得使用抗凝药、抗血小板药、溶栓药、活血及扩血管药物。

参考文献

中国医师协会超声内镜专家委员会.中国内镜超声引导下细针穿刺抽吸/活检术应用指南(2021,上海)[J].中华消化内镜杂志,2021,38(5):337-360.

谐波造影增强内镜超声的操作配合

谐波造影增强内镜超声（CH-EUS）是造影增强内镜超声的一个分型，造影增强内镜超声是一种 EUS 下应用超声造影剂得到体内组织高分辨率超声图像的方法，已经越来越广泛地应用于超声内镜的检查诊断，联合 EUS-FNA/B 可提高 EUS-FNA/B 的诊断价值。

一、术前准备

1. 患者准备

（1）排除患者过敏史。

（2）患者签署超声检查知情同意书。

2. 用物准备

注射用六氟化硫微泡（图 17.1），10 mL 无菌注射器，5 mL 无菌注射器，生理盐水（0.9% Nacl），其余同超声内镜检查用物。

3. 配制六氟化硫微泡

（1）用 5 mL 无菌注射器抽取 0.9% Nacl 溶液 5 mL。

（2）打开配液穿刺器（图 17.2）盖子，将抽有 5 mL 0.9% Nacl 溶液的无菌注射器连接到配液穿刺器上（图 17.3）。

（3）取下药瓶上的塑料盖，将药瓶滑进配液穿刺器的透明套内并用力压，使瓶子固定在特定位置（图 17.4）。

（4）将注射器内的 0.9% Nacl 溶液注入药瓶中。

（5）剧烈振荡 20 秒钟直至瓶中内容物混合成为乳白色液体（图 17.5）。

（6）用无菌注射器抽取配置好的乳白色液体 2.4 mL 后，将注射器从配液穿刺器中旋出备用（图 17.6）。

（7）另取 10 mL 无菌注射器抽取 10 mL 0.9% Nacl 溶液备用。

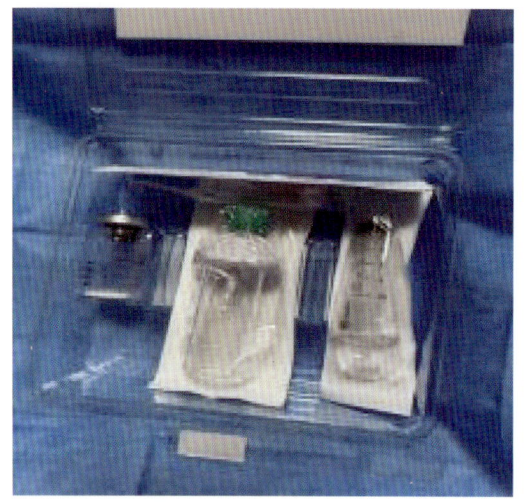

图17.1 六氟化硫微泡套装

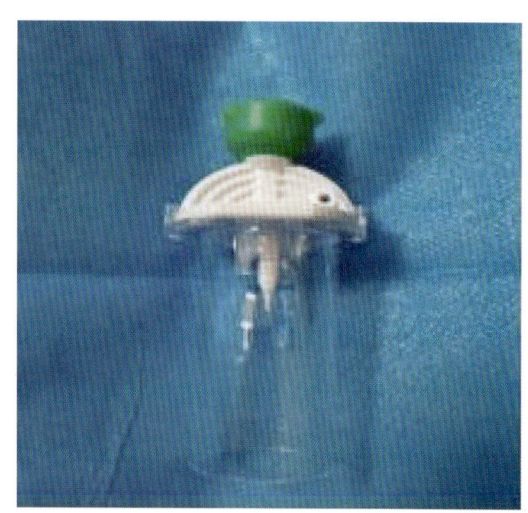

图17.2 配液穿刺器

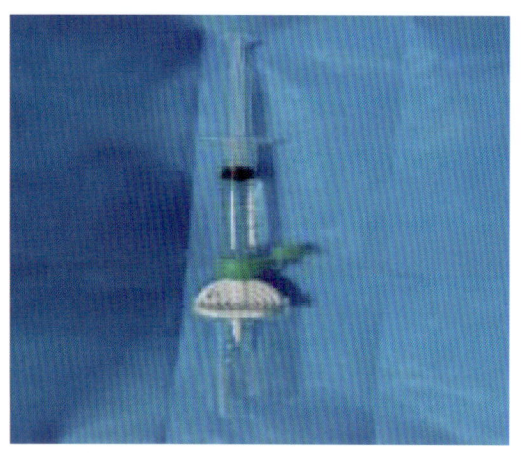

图17.3 连接抽好生理盐水的注射器

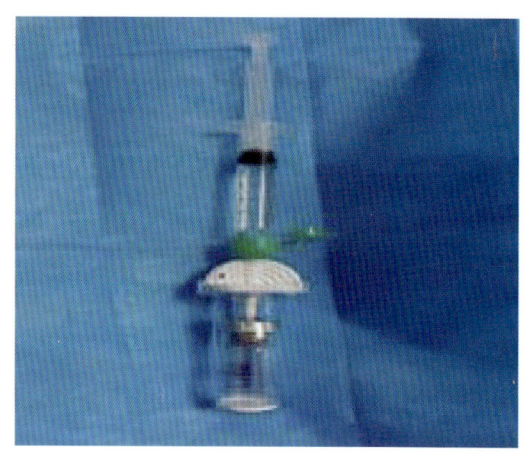

图17.4 药瓶安装进配液穿刺器

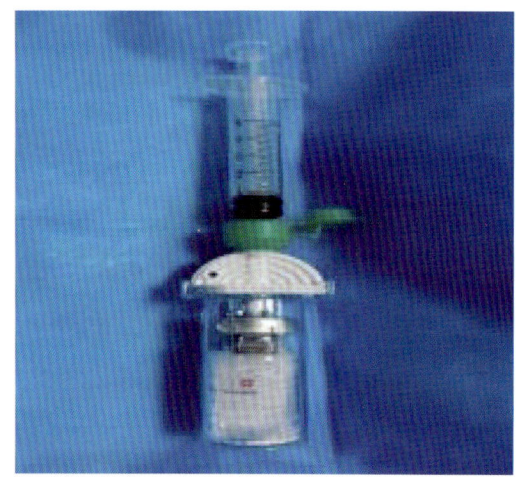

图17.5 将0.9% NaCl注入药瓶,剧烈震荡20秒

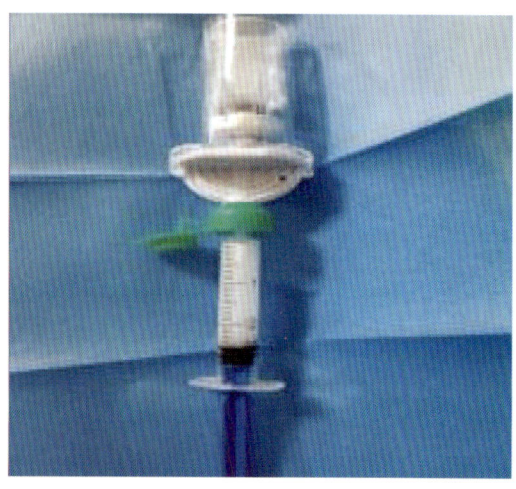

图17.6 振荡混匀后抽取备用

二、操作配合

1. 实时超声图像模式下，按下超声键盘主菜单里的 CH-EUS 按钮，进入 CH-EUS 模式，监视器画面显示双屏模式，超声图像显示在左侧，CH-EUS 图像显示在右侧。

2. 静脉注射 5 mL 生理盐水，冲洗输液通道，然后连接配制好的六氟化硫微泡乳白色液体，快速静脉注射 2.4 mL，推注完毕后，再次推注 5 mL 生理盐水冲管，同时按下倒计时 REC 按钮，开始计时，观察屏幕画面（图 17.7，图 17.8）。

注意：注射前必须检查混悬液，确认是均匀白色乳状液体方可使用，如果混悬液清亮透明或不均匀，可见固体冻干粉，则应丢弃。

3. 倒计时结束，再次按下倒计时 REC 按钮。根据需要选择相应的其他按键进行操作。

4. 检查完毕后按下冻结键，关闭画中画，切换至内镜图像。

5. 确认水囊排空后再退出超声镜。

6. 检查结束后患者需留观 30 分钟，无严重不良反应者方可离开。

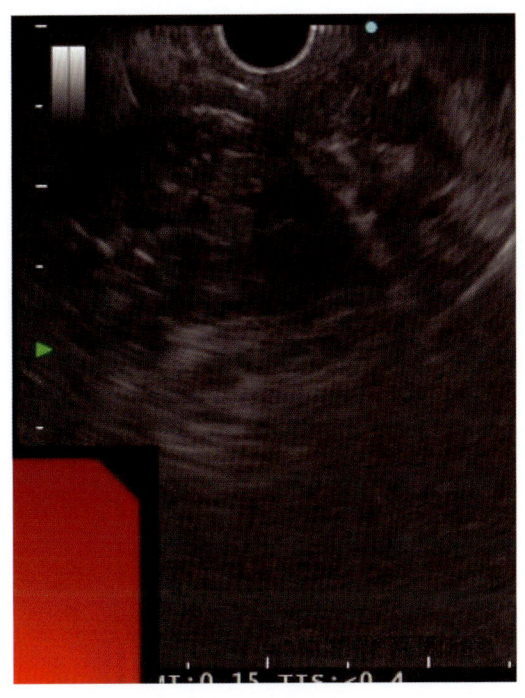

图 17.7 超声影像

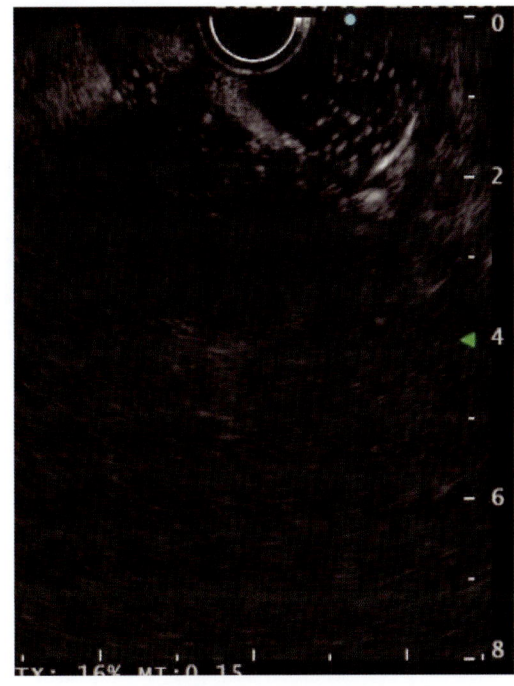

图 17.8 CH-EUS 图像